Astrid Schobert

Die 50 besten Gicht-Killer

Harnsäurewerte erfolgreich senken ohne Medikamente

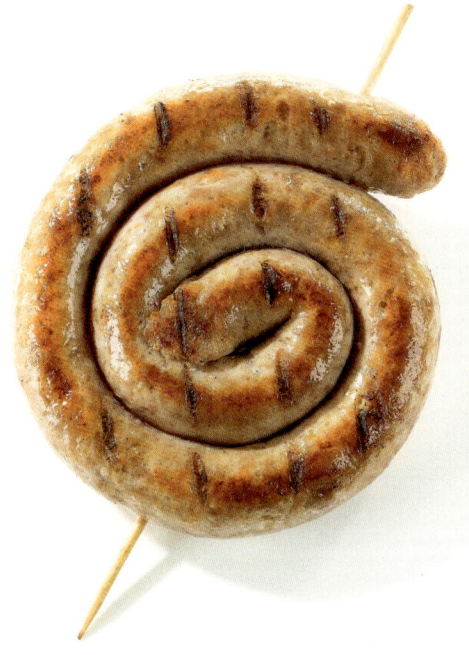

TRIAS

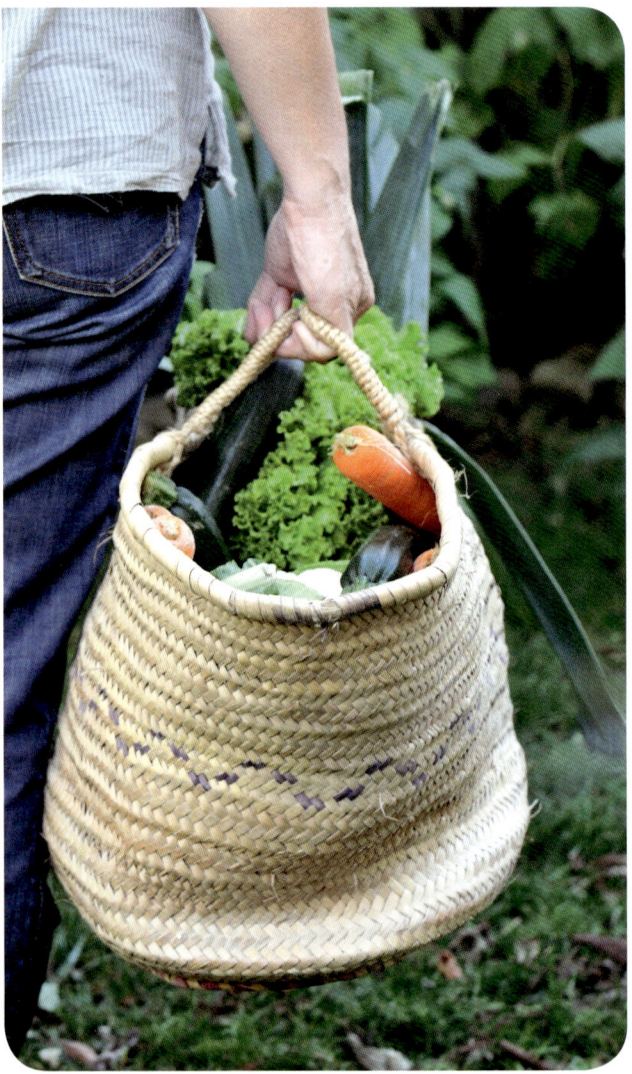

Schobert
Die 50 besten Gicht-Killer

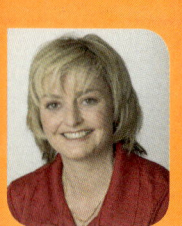

Astrid Schobert hat in Bonn Oecotrophologie mit dem Schwerpunkt Ernährungswissenschaft studiert. Sie arbeitet, nach langjähriger Erfahrung in der Ernährungsberatung, als freie Referentin und Journalistin für Gesundheits- und Ernährungsfragen. Ihre Schwerpunkte sind dabei die Ursachen, Prävention und Therapie von Übergewicht, Kinderernährung, Ernährung bei Stoffwechselerkrankungen sowie Warenkunde und Verbraucherschutz. Astrid Schobert hat bereits mehrere erfolgreiche Ernährungsratgeber veröffentlicht.

Liebe Leserin, lieber Leser,

vielleicht hatten Sie bereits eine schmerzhafte Begegnung mit der Gicht? Das ist für viele Betroffene ein schreckliches Erlebnis. Denn ein akuter Gichtanfall ist mit unglaublich starken Schmerzen verbunden. Ein Gichtanfall reißt den Betroffenen häufig vor Sonnenaufgang mit heftigen Schmerzen aus dem Schlaf. Am Abend zuvor gab es vielleicht eine Feier mit Alkohol und üppigen Speisen.

Beim ersten Gichtanfall erwischt es meist den großen Zeh. Er ist heiß, rot gefärbt und geschwollen. Auslöser für das schmerzhafte Leiden sind zu hohe Harnsäurewerte in Ihrem Blut. Der akute Gichtanfall ist ein Alarmzeichen Ihres Körpers. Er signalisiert Ihnen, dass er einfach überfordert ist.

Spätestens jetzt wird es Zeit, sich mit den Ursachen und Behandlungsmöglichkeiten zu beschäftigen. Noch besser: Werden Sie aktiv, wenn Ihr Hausarzt bei Ihnen erhöhte Harnsäurewerte im Blut feststellt. So können Sie das schmerzhafte Erlebnis »Gichtanfall« und langfristige Folgeerkrankungen wie Gelenk- und Nierenerkrankungen vermeiden.

Die Gicht ist zwar eine Folge unseres Wohlstands – aber auch nicht neu: Bereits im Altertum kannte man den schmerzhaften Gichtanfall nach Ess- und Trinkgelagen. Reichlich Alkohol, Fleisch und Fisch waren schon bei unseren Vorfahren als Auslöser bekannt. Oft wurden beleibtere Menschen von der Gicht heimgesucht. Diese gut genährten Zeitgenossen schwelgten in Fleisch, Fisch, Wurst und Alkohol. Die ärmeren Leute ernährten sich von Kartoffeln, Gemüse, Getreide und Wasser – blieben aber meist von der Gicht verschont. Auch in den mageren Zeiten nach den beiden Weltkriegen war die Gicht nahezu unbekannt.

Das zeigt uns aber, wie gut sich die Gicht über eine Ernährungsumstellung behandeln lässt. Also, lassen Sie den Kopf nicht hängen, wenn Ihre Harnsäurewerte aus dem Ruder gelaufen sind. Kaum eine Stoffwechselerkrankung spricht so gut auf kleine Änderungen der Ernährung an wie die Gicht.

Bei Gicht ist eine purinarme Ernährung das A und O, denn aus den Purinen entsteht die Harnsäure, die für die Gicht verantwortlich ist. Milch und Milchprodukte wie Joghurt, Quark, Käse und Eier sind beispielsweise nahezu purinfrei. Wenn Sie Fleisch und Wurst durch diese Lebensmittel ersetzen, können Sie Ihre Purinaufnahme bereits deutlich verringern. Mit viel Gemüse, Obst und Getreideprodukten können Sie Ihren Speiseplan auf gesunde und relativ purinarme Weise ergänzen.

Das muss auch nicht von heute auf morgen passieren, denn gerade Ernährungsgewohnheiten gibt man nicht so schnell auf. Nehmen Sie sich Zeit und studieren Sie diesen kleinen Ratgeber immer mal wieder. Setzen Sie die Ernährungstipps Schritt für Schritt um. Schauen Sie auch, welche der Bewegungs- und Entspannungstipps Sie aufgreifen wollen. Dann werden Sie es schaffen, Ihre Harnsäurekonzentration im Blut dauerhaft zu senken.

Erfahren Sie hier, wie Sie trotz Gicht ein beschwerdefreies Leben führen können.

Ich wünsche Ihnen viel Erfolg!

Ihre Astrid Schobert, im Frühjahr 2018

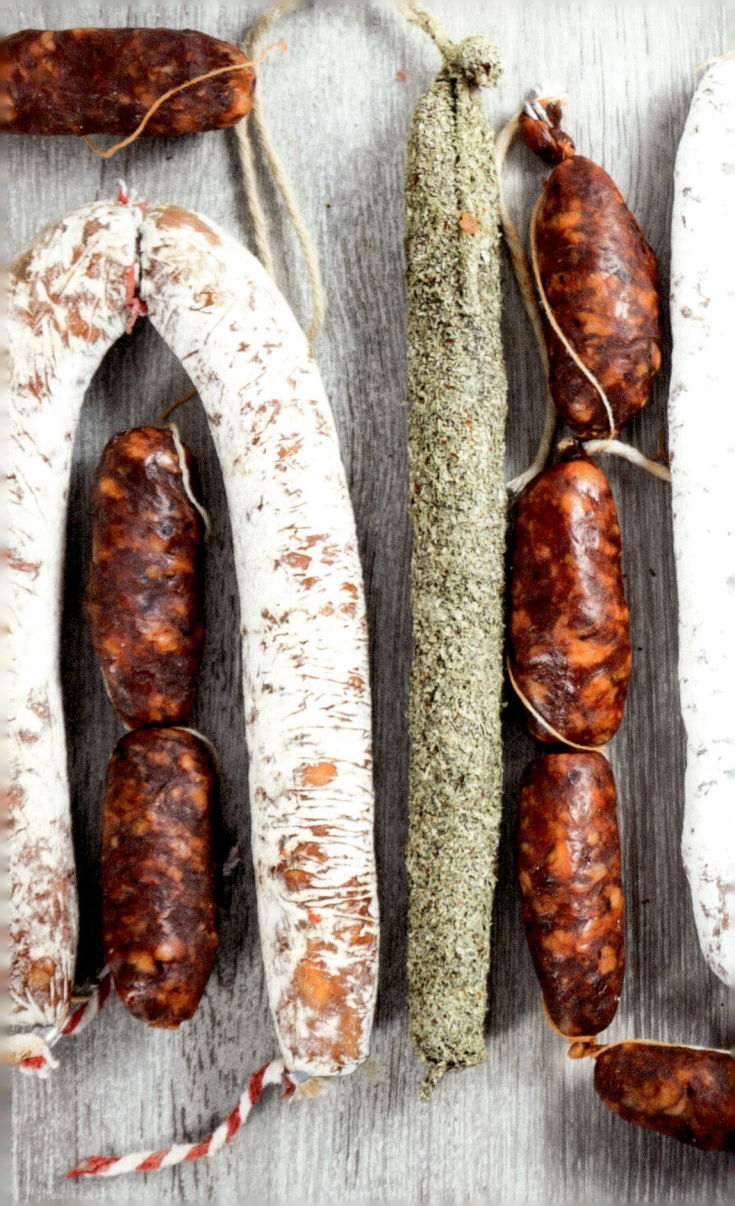

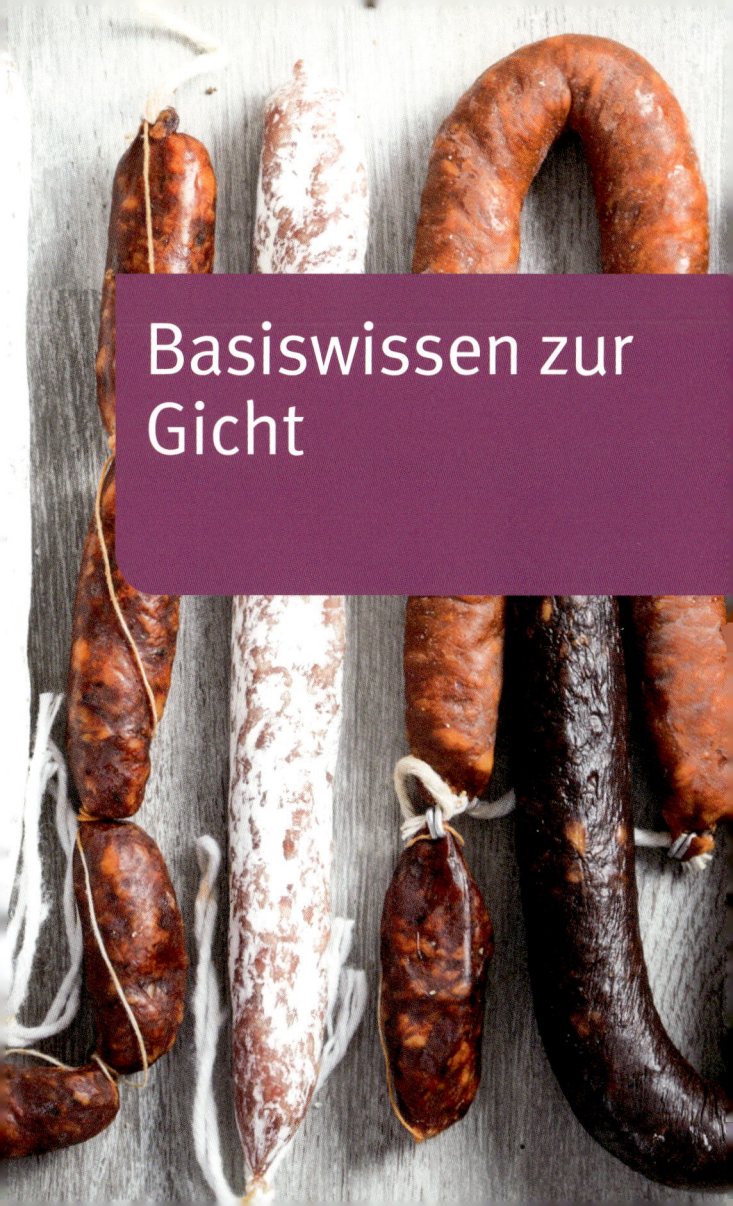

Basiswissen zur Gicht

Was ist eigentlich Gicht?

Gicht ist eine typische Wohlstandserkrankung, die sich hervorragend durch eine Ernährungsumstellung behandeln lässt.

Die Gicht (Arthritis urica) zählt zu den entzündlichen Gelenkerkrankungen. Auslöser für die Stoffwechselerkrankung ist eine dauerhaft erhöhte Harnsäurekonzentration (Hyperurikämie) im Blut. Das verursacht zunächst noch keine Beschwerden. Hohe Harnsäurekonzentrationen im Blut können aber dazu führen, dass sich die Harnsäure in Form von Kristallen in den Gelenken und Geweben ablagert. Die Folge sind beispielsweise schmerzhafte Entzündungen, Gelenkveränderungen oder Harnsäuresteine in den Nieren.

Ursache? Wohlstand!

Die Gicht war schon im Altertum bekannt. Auch Wilhelm Busch kannte das Leiden: »Der Dicke aber? Autsch! Mein Bein!? Hat wieder heut das Zipperlein« – so dichtete er im Jahr 1867 in seinem »Neidischen

Handwerksburschen«. Und vor mehr als 2 000 Jahren beschrieb der griechische Arzt Hippokrates das Zipperlein (alter Name der Gicht) bereits als eine erbliche Krankheit, die sich vor allem nach kulinarischen Ausschweifungen bemerkbar macht. Historische Persönlichkeiten wie Alexander der Große, Karl der Große, Ludwig XIV. oder Friedrich der Große wurden von der Gicht geplagt. Lange galt diese als Krankheit der Reichen und Mächtigen. Sie kann Menschen während eines Anfalls regelrecht außer Gefecht setzen. Inzwischen treten erhöhte Harnsäurewerte und Gicht quer über alle wohlernährten Bevölkerungsschichten auf. Selbst in China, Indien und Brasilien ist die Zahl der Gichtkranken in den letzten 20 Jahren stark angestiegen. Kaum eine Krankheit ist enger mit unserem Wohlstand verbunden als die Gicht.

Wer ist betroffen?

Immer mehr Menschen in den Industrienationen leiden an der Volkskrankheit Gicht. In Deutschland sind 2,8 % der Männer und 0,4 % der Frauen im Alter zwischen 30 und 59 Jahren betroffen. Der erste Gichtanfall tritt bei Männern meist im Alter zwischen 40 und 60 Jahren auf. Frauen sind oft nach den Wechseljahren betroffen – also erst im Alter von 50 Jahren.

Gicht tritt häufig gemeinsam mit Übergewicht, der Zuckerkrankheit (Diabetes mellitus), Bluthochdruck und Fettstoffwechselstörungen auf. Wie groß die Rolle der Ernährung bei der Entstehung der Gicht ist, zeigen magere Zeiten: Nach Kriegen sank die Gichthäufigkeit drastisch und kam nur in höheren gesellschaftlichen Schichten vor. Erst durch unseren Wohlstand ist die Gicht jetzt auf einem rasanten Vormarsch.

Gicht – alles eine Frage der Gene?

Tatsächlich tritt die Gicht familiär gehäuft auf: Etwa 98 % aller Gichtpatienten leiden unter einer erblichen Stoffwechselstörung (primäre Gicht). Bei dieser Form scheiden die Nieren zu wenig Harnsäure aus: Ob es dadurch auch zu Gichtbeschwerden kommt, ist sehr stark von der Lebens- und Ernährungsweise abhängig. Deutlich seltener können andere Krankheiten oder Medikamente eine Gicht auslösen (sekundäre Gicht).

Sie ist dann beispielsweise eine Folge von:
- Krankheiten, die die Ausscheidung von Harnsäure über die Nieren herabsetzen (Nierenerkrankungen, Typ-2-Diabetes)
- Medikamenteneinnahme, wie Abführmittel, wassertreibende Mittel (Diuretika), Arzneimittel gegen Tuberkulose oder Krebs
- strengen Fastenkuren

Woher kommt die Harnsäure?

Harnsäure entsteht im Körper durch den Abbau von sogenannten Purinen. Diese sind Bausteine von jeder Zelle – oder noch genauer gesagt der Zellkerne. Purine sind Bestandteile der Erbsubstanz (DNA). Da in jeder Körperzelle die komplette Erbsubstanz im Zellkern enthalten ist, enthält jede Zelle Purine. Das gilt für alle menschlichen Körperzellen, aber auch für alle tierischen und pflanzlichen Zellen.

Im Körper werden jeden Tag neue Zellen auf- und alte abgebaut. Dabei werden Purine freigesetzt, aus denen der Körper Harnsäure bildet. Purine stecken auch in den Zellkernen von pflanzlichen und tierischen Lebensmitteln. Nach dem Verzehr baut der Körper sie zu Harnsäure ab.

Etwa die Hälfte der Purine stammt aus der Nahrung, den Rest bildet der Körper selbst. Da der menschliche Körper (im Gegensatz zu den meisten Säugetieren) nicht in der Lage ist, Harnsäure weiter abzubauen, wird sie ausgeschieden – hauptsächlich über die Nieren (Harn) und in geringen Mengen auch über den Darm.

Gicht: Kennen Sie die Auslöser?

Hier die häufigsten Ursachen für einen Harnsäureüberschuss im Blut:

- Ernährung: Im täglichen Essen stecken zu viele Purine, die zu Harnsäure abgebaut werden. Eine purinarme Ernährung entlastet den Körper dann.
- Genetische Veranlagung: Die Nieren scheiden zu wenig Harnsäure aus.
- Hoher Alkoholkonsum: Alkohol steigert die Harnsäurebildung im Körper und hemmt gleichzeitig die Harnsäureausscheidung über die Nieren. Das ist auch der Grund, warum ein akuter Gichtanfall oft nach hohem Alkoholkonsum auftritt.
- Übergewicht: Zu viel Speck auf den Hüften ist ein Risikofaktor für viele Krankheiten und Stoffwechselstörungen. Dazu zählt auch die Gicht.

Faktoren, die Gicht begünstigen, sich aber nicht beeinflussen lassen:

- fortschreitendes Alter
- männliches Geschlecht
- eingeschränkte Nierenfunktion

KILLER-TIPP

Im Buchhandel und Internet finden Sie Tabellen für die Purin- und Harnsäurewerte von Lebensmitteln. Manchmal sind beide Werte angegeben. In vielen Lebensmitteltabellen finden Sie häufig nur die gebildete Harnsäure, obwohl diese in Lebensmitteln praktisch nicht vorkommt. Der Grund: In der Praxis ist es leichter, die aus Purinen gebildete Harnsäure zu bestimmen. Als grobe Richtschnur gilt:

- 1 mg Harnsäure entspricht 0,42 mg Purin
- 1 mg Purin entspricht 2,4 mg Harnsäure

Der akute Gichtanfall

Hohe Harnsäurewerte lösen zunächst meistens keine Beschwerden aus. Mit der Höhe der Harnsäurewerte steigt allerdings das Risiko, an Gicht zu erkranken. Sehr oft ist es dann der akute Gichtanfall, der auf die Erkrankung aufmerksam macht.

Viel zu hohe Harnsäurewerte

Im Blut können pro Deziliter maximal 6 mg Harnsäure gelöst werden. Ist die Konzentration im Blut höher, bilden sich Harnsäurekristalle (Uratkristalle), die sich dann in den Gelenken und inneren Organen ablagern. Der Körper wehrt sich gegen diese »Fremdkörper« und schickt die weißen Blutkörperchen zur Abwehr aus. Die Folge sind ausgesprochen schmerzhafte Entzündungsreaktionen – es kommt zu einem akuten Gichtanfall. Besonders häufig betroffen sind die Grundgelenke von Großzehe oder Daumen, seltener Sprung- oder Kniegelenk.

Starke Schmerzen

Ein akuter Gichtanfall tritt meist völlig unerwartet in der Nacht auf. In 60 % aller Fälle ist ein Grundgelenk der Großzehen betroffen: Es schwillt an, wird heiß, verfärbt sich rötlich-violett, schmerzt stark und ist äußerst berührungsempfindlich. Schon der Kontakt mit der Bettdecke wird oft zur Qual. Die Schmerzen erreichen nach 1–2 Tagen ihren Höhepunkt und klingen nach etwa 10 Tagen auch ohne Medikamente ab. Treten die Entzündungen häufiger auf, ist die Gicht chronisch. Der Anfall kann nicht unbemerkt bleiben, denn kaum eine andere Gelenkkrankheit bereitet größere Schmerzen als ein akuter Gichtanfall.

Wichtig: Im akuten Gichtanfall zeigt die Blutuntersuchung häufig keinen erhöhten Harnsäurespiegel mehr, sondern nur eine Erhöhung der Entzündungswerte. Durch wiederholte Laborkontrollen kann Ihr Arzt die Gicht nachweisen. Langzeitschäden betroffener Gelenke kann Ihr Arzt durch Röntgenbilder aufspüren.

Erste Hilfe beim Gichtanfall

Suchen Sie bei einem akuten Gichtanfall unbedingt Ihren Hausarzt auf. Er kann das Leiden mit Medikamenten behandeln. Sie können aber auch selbst viel tun, um die Schmerzen zu lindern und die Heilung zu beschleunigen:

- Kühlen Sie die schmerzhafte Stelle mehrfach täglich für etwa 20 Minuten: z. B. in einer Wanne mit kaltem Wasser, mit einem Eisbeutel oder Kühlkompressen (Drogeriemarkt). Packen Sie immer ein Tuch zwischen Kühlgut und Haut, so vermeiden Sie Hautschäden durch Unterkühlung.
- Lagern Sie den Fuß (bzw. das betroffene Gelenk) hoch.
- Nutzen Sie Krücken zur Fortbewegung. So können Sie Druckbelastungen auf das Gelenk vermeiden.
- Trinken Sie viel – am besten Mineralwasser. Das fördert die Ausscheidung der Harnsäure über die Nieren.
- Meiden Sie Alkohol und auch alkoholfreies Bier: Sie treiben Ihre Harnsäurewerte hoch.

Chronische Gicht

Ergreifen Sie keine Maßnahmen, um Ihre Harnsäurewerte zu senken, können die Gichtanfälle in immer kürzeren Zeitabständen auftreten. Die Gicht wird chronisch: Die Entzündungen weiten sich dann oft auf zuvor nicht betroffene Gelenke aus.

Gelenkversteifung und Knotenbildung

Bevorzugte Lagerstätten von Harnsäure sind beispielsweise die Innenauskleidung von Gelenken. Hier lösen die Harnsäurekristalle Entzündungen aus. Das muss nicht immer zu einem akuten Gichtanfall führen. Trotzdem schaden die Entzündungen im Laufe der Zeit den Gelenken: Sie können sich verformen und versteifen. Harnsäurekristalle können sich als Knoten (Tophi) in verschiedenen Geweben ablagern. Diese Knoten sind eine Abwehrreaktion des Körpers – er kapselt die Kristalle ab und neutralisiert sie dadurch. Gichtknoten bilden sich besonders oft am Rand der Ohrmuschel, an der Achillessehne, am Fußknöchel, an den Finger- und Zehengelenken oder den Knien.

Schmerzhafte Bewegungseinschränkungen und Nierenschäden

Die Knoten lösen selbst keine Schmerzen aus. Aber sie verdrängen und zerstören das Gewebe, in dem sie sitzen. Typisch sind Fingergelenke, die sich verformen und nur noch unter Schmerzen bewegen lassen. Zehen verbiegen sich – das Gehen wird schmerzhaft. Bewegungen fallen schwer, wenn die Knoten die Funktion von Sehnen beeinträchtigen. Aber auch das ist noch nicht alles: Die Harnsäurekristalle können sich auch in den Nieren absetzen. Die Folgen sind dann oft Nierensteine und Nierenschäden (Gichtniere), die zu erheblichen Beeinträchtigungen der Nierenfunktion führen können.

So kann die chronische Gicht zu einer enormen Beeinträchtigung der Lebensqualität führen. Etwa ein Drittel aller Betroffenen, die ihre deutlich erhöhten Harnsäurewerte nicht senken, entwickeln innerhalb von fünf Jahren diese Beschwerden einer chronischen Gicht.

Chronische Gicht fördert Arthrose

Treten die Gichtanfälle immer öfter auf oder sind mehrere Gelenke betroffen, spricht man von chronischer Gicht. Dabei lagern sich die Harnsäurekristalle massenhaft in typischen Gichtknoten ab und zerstören auf diese Weise langsam die Gelenke. Es kommt zur Verformung oder Arthrose (Gelenkverschleiß) bis hin zur Gelenkversteifung. Chronische Gicht führt zu Arthrose. Umgekehrt zeigen wissenschaftliche Untersuchungen, dass die Wahrscheinlichkeit für einen Gichtanfall in arthrotischen Gelenken achtmal so hoch ist wie in nicht vorgeschädigten Gelenken. Das ist ein ausgesprochen schmerzhafter Teufelskreis.

Die sieben goldenen Regeln bei Gicht

Viele Dinge können Sie im Leben aussitzen – die Gicht gehört nicht dazu. Also werden Sie rechtzeitig gegen die erhöhten Harnsäurewerte aktiv.

Gehen Sie bei einem akuten Gichtanfall sofort zum Arzt: Je früher die Behandlung beginnt, desto besser sind die Chancen, dass sich kein weiterer Gichtanfall oder Spätfolgen an Gelenken und Nieren entwickeln.

Bauen Sie Übergewicht ab: Die überflüssigen Pfunde steigern das Risiko, bei entsprechender Veranlagung an Gicht zu erkranken. Der Abbau von Übergewicht entlastet nicht nur Ihre Gelenke, sondern dadurch normalisieren sich die Harnsäurewerte oft: Sie können eine Beschwerdefreiheit ohne Medikamente erreichen.

Setzen Sie auf eine purinarme Ernährung: Besonders purinreich sind Innereien, Fleisch, Wurst und die Haut von Fisch und Geflügel. Essen Sie pro Woche nicht mehr als 300–600 g fettarmes Fleisch und Wurst. Relativ purinarm sind Kartoffeln, Gemüse, Obst und Getreideprodukte. Ausnahme: Hülsenfrüchte wie Erbsen, Bohnen und Sojabohnen. Milch, Milchprodukte wie Joghurt, Quark, Käse und Eier sind nahezu purinfrei. Ersetzen Sie Fleisch und Wurst durch Milchprodukte oder Eier, damit senken Sie Ihre Purinzufuhr bereits deutlich.

Meiden Sie Alkohol: Er hemmt die Ausscheidung von Harnsäure und treibt so Ihre Harnsäurewerte hoch. Das gilt besonders für Bier, das auch noch reich an Purinen ist (aus der Bierhefe).

Setzen Sie nicht nur auf Medikamente: Sie ergänzen und unterstützen die purinarme Ernährung. Sie ersetzen Sie aber nicht. Je besser die purinarme Ernährung funktioniert, desto weniger Medikamente benötigen Sie. Auch Medikamente gegen Gicht können Nebenwirkungen haben, z. B. allergische Reaktionen, Hautprobleme, Nierensteine.

Trinken Sie täglich mindestens 2 Liter Flüssigkeit: Das spült Ihre Nieren und fördert die Ausscheidung von Harnsäure. Besonders geeignet sind normales Trinkwasser und Mineralwasser, ungesüßter Kräuter- oder Früchtetee. Trinken Sie vor dem Einschlafen noch ein großes Glas Wasser, damit Sie den Nachturin verdünnen.

Halten Sie Ihre purinarme Ernährung dauerhaft ein:
Sind die Harnsäurewerte wieder im Lot, bedeutet dies nicht das Ende der purinarmen Ernährung. Für Patienten, die schon einmal einen Gichtanfall hatten, gilt heute ein Wert von weniger als 6 mg Harnsäure/dl als Behandlungsziel. Wenn dieses Ziel verfehlt wird, kommt es immer wieder zu akuten Anfällen und die Erkrankung geht in eine chronische Gicht über, was Nieren und Gelenke schädigt.

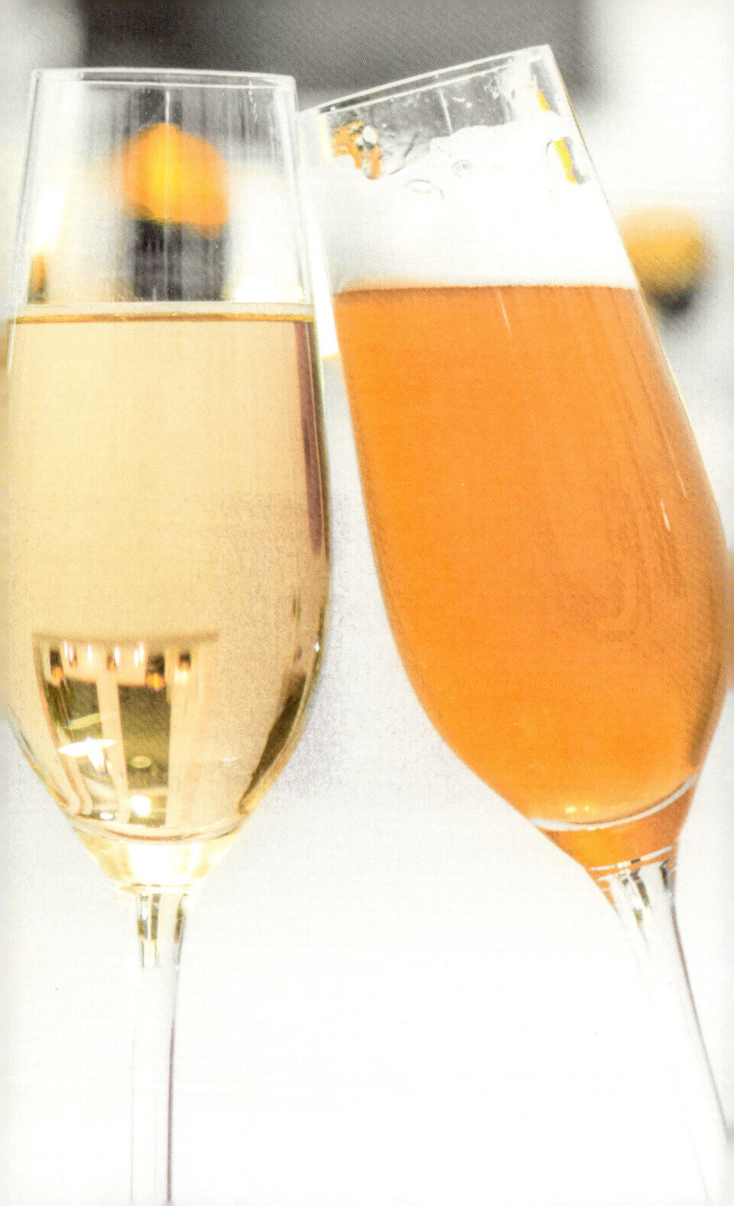

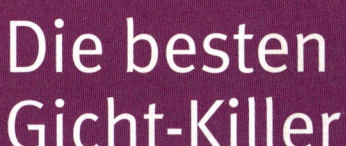

Die besten Gicht-Killer

Das hilft gegen Gicht

Was hilft am besten gegen Gicht? Wie kann man sich gesund und lecker, aber dennoch purinarm ernähren? Mit diesen Tipps gelingt Ihnen das!

1 Strenge Fastenkuren sind tabu

Übergewicht fördert hohe Harnsäurewerte. Aber Vorsicht! Fastenkuren und strenge Diäten können einen Gichtanfall auslösen: Der Grund: Bei radikalen Diätkuren oder sogenannten Low-Carb-Diäten (kohlenhydratarme Ernährung) bildet der Körper Ketonkörper. Und diese Ketonkörper können die Harnsäureausscheidung über die Nieren blockieren und einen akuten Gichtanfall auslösen. Außerdem baut der Körper bei strengen Fastenkuren nicht nur Fett, sondern auch reichlich Muskelmasse ab. Also Körperzellen mit Zellkernen, die Purine enthalten. Diese vermehrt anfallenden körpereigenen Purine treiben die Harnsäurewerte zusätzlich in die Höhe.

Wenn Sie übergewichtig sind und abnehmen wollen, sollten Sie daher nicht weniger als 1200 Kilokalorien

pro Tag essen. Verzehren Sie reichlich Salate z.B. mit Käseeinlage, fettarm zubereitete Kartoffeln (Pellkartoffeln mit Quark, Ofenkartoffeln, Kartoffelstampf), Nudeln mit Tomatensoße und Reis mit Pfannengemüse. Setzen Sie auf frisches Obst, aber meiden Sie Obst aus der Konserve (hoher Zuckergehalt). Steigern Sie zum Abspecken ebenfalls Ihre körperliche Aktivität. Sie kurbelt nicht nur Ihren Kalorienverbrauch an, sondern wirkt sich auch positiv auf erhöhte Harnsäurewerte aus.

2 Starten Sie satt in den Tag

Der erste Ernährungstipp für einen dauerhaften Abnehmerfolg betrifft das Frühstück: Vollkornprodukte (Brot, Müsli, Getreideflocken) sind reich an Ballaststoffen: Sie quellen im Magen auf und lösen ein lang anhaltendes Sättigungsgefühl aus. Das beugt Heißhungerattacken vor. In die Verdauung von Vollkornprodukten muss der Körper viel Energie stecken – und das verbraucht zusätzliche Kalorien.

Gutes Frühstück:
- Vollkornbrot mit Käse und Tomate
- Vollkornbrot mit Kräuterquark und Ei
- Vollkornbrot mit körnigem Frischkäse und frischem Obst
- Zuckerfreie Müslimischung mit frischem Obst und Joghurt

3 Ideal: nur 3 Mahlzeiten pro Tag

Vergessen Sie Zwischenmahlzeiten. Bei jeder noch so kleinen Nahrungsaufnahme steigt Ihr Blutzuckerspiegel. Das löst eine Ausschüttung des Hormons Insulin aus, das die Fettverbrennung ausbremst. Untersuchungen an der Berliner Charité zeigen, dass bereits eine kleine Mahlzeit mit 500 kcal die Fettverbrennung für etwa 4 Stunden lahmlegt.

4 Die Menge macht's

Der Magen sendet Sättigungssignale, wenn er eine bestimmte Füllung erreicht hat. Daher müssen Sie eine bestimmte Menge an Nahrung zu sich nehmen, bis Sie sich satt fühlen – ganz egal, wie viele Kalorien im Essen stecken. Meist enthalten echte Schlankmacher viel Wasser (frisches Obst, Gemüse oder Suppen). Achten Sie daher auf die Kaloriendichte von Nahrungsmitteln (Kalorienanzahl pro Gramm) und setzen Sie auf das Volumetrics-Prinzip: Essen Sie bei jeder Mahlzeit eine ausreichende Menge an Speisen mit geringer Kaloriendichte. Die Tabelle nennt dazu einige Beispiele.

Beispiel Kartoffel:

- 100 g Pommes haben rund 500 kcal
- 100 g Kartoffelsuppe (fettarm zubereitet) etwa 40 kcal.

Günstig sind Lebensmittel mit geringer Energiedichte

5 Volumetrics-Tops		5 Volumetrics-Flops	
Lebensmittel	Energiedichte	Lebensmittel	Energiedichte
grüner Salat	0,1 kcal/g	Salami	3,6 kcal/g
entrahmter Joghurt	0,4 kcal/g	Schokoriegel	5,0 kcal/g
Tomatensuppe	0,4 kcal/g	Kartoffelchips	5,4 kcal/g
Apfel	0,5 kcal/g	Cashewnüsse	5,7 kcal/g
Hähnchenbrust	1,0 kcal/g	Butter	7,4 kcal/g

Meiden Sie Lebensmittel, in denen pro 100 Gramm über 225 kcal stecken. Dazu zählen beispielsweise Butter, fettreicher Käse, Süßigkeiten, viele Wurstwaren (z. B. Bratwurst), Knabberwaren (Chips & Co.) und zuckerhaltige Getränke. Diese Lebensmittel liefern viel Energie, haben aber meist nur eine geringe Sättigungswirkung.

5 Trinken Sie sich schlank!

Für die Wahrnehmung von Hunger und Durst sind im Organismus die gleichen Signalstellen zuständig. So kann es sein, dass man sich hungrig fühlt, obwohl man einen Flüssigkeitsmangel hat und eigentlich Durst verspüren müsste. Umgekehrt lassen sich Hungergefühle durch reichliches Trinken vermindern. Natürlich muss das Getränk kalorienfrei sein, um Sie beim Abnehmen zu unterstützen.

So hilft Ihnen das Trinken beim Abnehmen:
- Trinken Sie etwa 1,5–2 Liter Flüssigkeit über den Tag verteilt – am besten Wasser.
- Trinken Sie vor jeder Mahlzeit 2 große Gläser Wasser. Das verursacht schon einen gewissen Sättigungseffekt.
- Schwarzer Tee, Grüntee, Früchtetee und Kaffee – ohne Zucker – halten Ihre Hungergefühle im Zaum.
- Meiden Sie unbedingt zuckerhaltige Getränke wie Softdrinks oder Fruchtsaftgetränke.

6 Spüren Sie Ihr Sättigungsgefühl auf

Wer mit Gewichtsproblemen kämpft, hat oft verlernt, sein Sättigungsgefühl zu erspüren. Bis der Magen das Signal »satt« ans Gehirn sendet, dauert es etwa 20 Minuten. Wenn Sie schnell essen, können Sie in dieser Zeit große Mengen mit viel zu vielen Kalorien verzehren, ohne dass sich ein Sättigungsgefühl einstellt.

So werden Sie dagegen aktiv:

- Trainieren Sie, langsam und mit viel Genuss zu essen.
- Versuchen Sie, Ihre Mahlzeiten auf mindestens 15 Minuten auszudehnen.
- Eine klare, heiße Brühe, die Sie in kleinen Schlucken genießen, ist eine Essbremse.
- Legen Sie nach den ersten Minuten eine kleine Pause bei Ihrer Mahlzeit ein.
- Essen Sie kleine Portionen, von einem kleinen Teller, mit einer kleinen Gabel.
- Lenken Sie sich niemals durch Fernsehen, Smartphone oder eine Zeitung vom Essen ab.

7 Vorsicht, Purinfallen!

Nicht nur Innereien, wie Leber und Nieren, sondern auch einige Fischsorten und Muscheln sind sehr purinreich und erhöhen so nach dem Verzehr den Harnsäurespiegel. Besonders viele Zellkerne und damit Purine stecken in der Haut von Geflügel und Fisch. Das gilt auch für die Schwarte von Schweinefleisch, die z. B. an gekochter oder gegrillter Haxe ist. Verzichten Sie auf jegliche Haut bzw. Schwarte, auch wenn sie noch so verführerisch riecht und schmeckt, denn es sind echte Purinfallen. Vorsicht gilt auch bei Wurstwaren (z. B. Sülze), die Schweineschwarte enthalten. Achten Sie auf die Zutatenliste oder fragen Sie bei Ihrem Metzger genau nach.

Besonders purinreich sind:

- Innereien wie Bries, Leber, Niere, Lunge, Milz
- Fische wie Hering, Sprotten, Sardellen (Anchovis), Ölsardinen
- alle Meeresfrüchte, wie Krabben, Austern, Tintenfisch, Muscheln, Garnelen, Scampi, Krebsfleisch, Kaviar usw.
- die Haut von Geflügel, Schwein und Fisch
- Bierhefe (Nahrungsergänzungsmittel, Hefeweizen)
- Hefeextrakt (Brotaufstriche)
- Fleischextrakt (Fertiggerichte)

Essen Sie pro Tag nur so viel purinhaltige Lebensmittel, dass maximal 500 mg Harnsäure daraus gebildet werden. Die Tabelle zeigt exemplarisch, welche Lebensmittel purinreich sind, also zu viel Harnsäure führen, und welche purinärmeren Alternativen es gibt. Wenn man beispielsweise beim Brathuhn die Haut entfernt, sinkt der Puringehalt pro 100 g deutlich, weil die Haut besonders purinreich ist. Pro Woche sollte die gebildete Harnsäure nicht mehr als 3 000 mg betragen.

Meiden Sie alle Lebensmittel mit gebildeten Harnsäure-Werten über 250 mg pro 100 g.

Purinreiche Lebensmittel und purinärmere Alternativen (umgerechnet in gebildete Harnsäure in mg)

Statt Lebensmittel [100 g]	Harnsäure [mg]	Besser Lebensmittel [100 g]	Harnsäure [mg]
Fleischextrakt	3600	Seelachs	163
Kalbsbries	1260	Makrele ohne Haut	158
Sprotten	804	Schollenfilet	156
Rinderleber	554	Brathuhn ohne Haut	120
Sardinen in Öl	480	Rinderroulade	120
Makrele mit Haut	360	Putenschnitzel	120
Brathuhn mit Haut	345	Thunfisch in Öl	70
Schweineniere	391	Bratwurst	67
Kalbsleber	288	Wiener Würstchen	50
Schweinekeule mit Schwarte	235	Sülzkotelett	26

8 Fleisch nur in kleinen Portionen

Sie müssen nicht völlig auf Fleisch und Wurst verzichten. Bei diesen purinreichen Lebensmitteln kommt es nur besonders auf die Menge an, die Sie verzehren. Beherzigen Sie die einfache Faustregel: 300–600 g mageres Fleisch oder Wurst reichen pro Woche aus. Also beispielsweise 2–3 Portionen Fleisch à 100–150 g und 2–3 Portionen fettarme Wurst à 30 g pro Woche. Bitten Sie Ihren Metzger, Aufschnitt sehr dünn zu schneiden. Bereiten Sie Gulasch und Geschnetzeltes mit viel Gemüse zu. So versorgen Sie Ihren Körper mit wertvollen Inhaltsstoffen, wie Vitaminen, Mineralstoffen und sekundären Pflanzenstoffen.

Probieren Sie doch mal ein Paprikagulasch: Ergänzen Sie 100 g Rindfleisch durch eine große, gewürfelte Gemüsezwiebel und 1 große Gemüsepaprika, die Sie in Streifen schneiden. Schmoren Sie Fleisch und Zwiebeln mit etwas süßem Paprikapulver an. Die Paprikastreifen geben Sie kurz vor dem Servieren zu, damit sie knackig bleiben. Als Beilage servieren Sie Pellkartoffeln.

9 So entschärfen Sie Hackbraten

Hackbraten und Frikadellen (Buletten) sind einfach Klassiker in der deutschen Küche. Reduzieren Sie den Fleischanteil: 80–100 g reichen pro Portion aus. Dann rechnen Sie noch mal 100 g weitere Zutaten pro Portion. Hier können Sie kreativ werden. Fein geraspeltes Gemüse, wie Zucchini, Möhren, Sellerie oder

KILLER-TIPP

Genießen Sie ab und zu purinreiche Lebensmittel wie Hülsenfrüchte, Fleisch oder Fisch – achten Sie aber auf eine kleine Portionsgröße (rund 100 g). Essen Sie dazu als Sattmacher reichlich purinarme Gemüse wie Möhren, Tomaten, Paprika und Salate.

Zwiebeln, bringen viel Geschmack hinein. Aber auch Kartoffeln oder Reis sind eine gut Wahl zum Strecken. Dünsten Sie das Gemüse kurz in etwas Olivenöl, bevor Sie es abgekühlt unter das Hackfleisch mischen. Für die Bindung verwenden Sie ein Ei oder etwas Magerquark. Würzen Sie Hackbraten oder Frikadellen mit Kräutern (Thymian, Majoran), Tomatenmark, Senf oder Parmesan. Auch sehr lecker: ein hart gekochtes Ei im Hackbraten verstecken.

10 Fisch: Warum er fett sein sollte

Auch Fisch zählt zu den purinreichen Lebensmitteln, dennoch dürfen Sie gern 2 Portionen Seefisch pro Woche genießen, denn er enthält verschiedene gesundheitsförderliche Stoffe: Meeresfisch liefert lebenswichtiges Jod, das die Schilddrüse auf Trab hält. Ideale Quellen sind Seelachs, Scholle und Kabeljau. Fetter Seefisch versorgt den Körper mit wertvollen Omega-3-Fettsäuren, die sich beispielsweise positiv auf die Blutfettwerte auswirken und die Arterien vor Ablagerungen (Arteriosklerose) schützen. Gönnen Sie sich pro Woche 2 kleine Portionen (70–100 g) an fettreichem Fisch wie Lachs oder Thunfisch. Dabei ist es völlig egal, ob Sie frischen Fisch auf den Tisch bringen, zu Tiefkühlware greifen oder Fisch aus der Konserve essen. Die wertvollen Omega-3-Fettsäuren stecken auch in Fisch aus der Konserve. Achten Sie aber darauf, dass Sie bei Konserven unbedingt die Haut vom Fisch entfernen. Verzichten Sie auf Sardellen, Hering,

Makrelen, Sardinen und Sprotten, die besonders reich an Purinen sind.

11 Ist vegetarisch oder vegan besser bei Gicht?

Britische Wissenschaftler wollten wissen, ob es Unterschiede bei den Harnsäure-Blutwerten von Fleisch- oder Fischessern, Vegetariern und Veganern gibt. Das Ergebnis überrascht: Die höchsten Harnsäurewerte im Blut hatten Veganer – also Menschen, die alle tierischen Lebensmittel meiden (auch Eier, Milchprodukte, Honig) und sich nur von pflanzlichen Lebensmitteln ernähren. An zweiter Stelle standen die Fleisch- und Fischesser. Die niedrigsten Harnsäurewerte hatten Vegetarier. Mögliche Erklärung: Frühere Untersuchungen zeigen, dass der Verzehr von Milchprodukten mit niedrigen Harnsäurekonzentrationen einhergeht. Also, setzen Sie auf eine vorwiegend vegetarische Ernährung, aber vergessen Sie nicht reichlich Milchprodukte auf Ihren Speiseplan zu setzen.

12 Ungünstig: Zusatz von Fruchtzucker

Was Sie vielleicht nicht vermuten: Beim Abbau von Fruchtzucker bildet der Körper vermehrt Harnsäure. Das Problem ist hier nicht der Fruchtzucker, der natürlicherweise in Obst enthalten ist, sondern der aus

⌐KILLER-TIPP

Fruktose wirkt noch auf eine zweite Art ungünstig. Fruchtzucker fördert eine Insulinresistenz: Die Körperzellen stumpfen gegen das Hormon Insulin ab, was die Vorstufe zum Diabetes Typ 2 darstellt. Und das behindert die Harnsäureausscheidung über die Nieren.

industriell verarbeiteten Lebensmitteln. Die Industrie setzt den preiswerten Zucker in großen Mengen Getränken, Joghurts, Backwaren und diversen Fertigprodukten zu. Achten Sie genau auf die Zutatenliste.

Meiden Sie Produkte mit diesen Inhaltsstoffen: Fruchtzucker, Fruktose, Fruchtsüße oder Maissirup. Das gilt auch für den industriellen Zuckersirup »Isoglukose«. Die Industrie versteckt ihn hinter diesen Begriffen: Fruktose-Glukose-Sirupe und Glukose-Fruktose-Sirupe, Corn Sirup, Maissirup oder HFCS (high-fructose corn syrup).

13 Und was ist mit dem Gläschen in Ehren?

Vorsicht bei Alkohol: Alkohol, besonders in Spirituosen, treibt die Harnsäurewerte gleich zweifach in die Höhe: Er steigert die Harnsäurebildung und hemmt gleichzeitig die Harnsäureausscheidung über die Nieren. Beim Abbau von Alkohol wird vermehrt Milchsäure gebildet. Die Folge: Das Blut wird saurer und die Harnsäure löst sich schlechter. Das behindert nicht nur die Harnsäureausscheidung über den Harn, sondern fördert auch die Bildung von Harnsäurekristallen. Daher kommt es besonders oft nach dem reichlichen Genuss von alkoholischen Getränken zu einem schmerzhaften Gichtanfall: ein lästiges Übel, das auch die alten Römer schon bestens kannten.

14 Schlechte Nachrichten für Biertrinker

Bier trifft es bei Gicht leider doppelt: Es treibt die Harnsäurewerte nicht nur durch den enthaltenen Alkohol nach oben: Der beliebte Gerstensaft ist durch die Bierhefe auch noch ein purinreiches Lebensmittel. Das gilt leider auch für alkoholfreies Bier und ganz besonders für Hefeweißbier – das besonders reich an Bierhefe ist. Auch Bier, das mit Limonade gestreckt wurde, ist keine gute Idee. Denn Limonade ist reich an Fruchtzucker, die die Harnsäurewerte nach oben treibt. Deshalb gilt leider: Meiden Sie Bier unbedingt. Doch noch eine gute Nachricht: Wissenschaftliche Untersuchungen zeigen: Ein moderater Weingenuss (Männer: 1–2 Gläser pro Tag, Frauen 1 Glas pro Tag) steigert das Gichtrisiko nicht. Achten Sie aber darauf, dass Sie an 3 Tagen pro Woche keinen Alkohol trinken.

15 Geschmacksverstärker meiden

Industriell stark verarbeitete Lebensmittel strotzen oft nur so vor Zusatzstoffen – denn sonst würden diese Produkte einfach fade schmecken. Darunter sind auch oft Abkömmlinge der Purine, die besonders als Geschmacksverstärker zum Einsatz kommen. Beim Abbau dieser Verbindungen entsteht im Körper Harnsäure. Besonders oft stecken die Geschmacksverstärker in Fertiggerichten, Fleischprodukten, Gemüseerzeugnissen, Knabberartikeln, Soßen, Suppen, Tiefkühlprodukten und Würzmischungen. Studieren Sie daher die Zutatenliste beim Einkauf.

Verzichten Sie auf Lebensmittel mit diesen Zusätzen:
- E 626: Guanylsäure, Guanylat
- E 627: Dinatriumguanylat
- E 628: Dikaliumguanylat
- E 629: Calciumguanylat
- E 630: Inosinsäure, Inosinat
- E 631: Dinatriuminosinat
- E 632: Dikaliuminosinat
- E 633: Dicalciuminosinat
- E 634: Calcium-5'-ribonucleotid
- E 635: Dinatrium-5'-ribonucleotid

16 Hülsenfrüchte: in kleinen Mengen erlaubt

Hülsenfrüchte wie Linsen, Bohnen, Erbsen und Sojabohnen zählen zu den purinreichen Lebensmitteln. Trotzdem dürfen Sie Ihren Linsen- oder Erbseneintopf noch genießen. Denn Wissenschaftler aus den USA haben nachgewiesen, dass Purine aus pflanzlicher Kost bei einer ausgewogenen Ernährung (!) den Harnsäurespiegel nicht negativ beeinflussen. Es gibt also keinen Grund, Hülsenfrüchte komplett wegzulassen. Aber natürlich kommt es auch hier auf die Mengen an: Bereiten Sie Ihre vegetarischen Eintöpfe auf der Basis von Kartoffeln, Möhren, Lauch und Sellerie zu. Und geben Sie pro Portion maximal 2 Esslöffel gekochte Linsen, Bohnen oder Erbsen zu. Eine Alternative zur Wursteinlage ist geräucherter Tofu. Und noch eine gute Nachricht: Sprossen aus Hülsenfrüchten sind purinarm, aber besonders reich an wertvollen Vitaminen. Also greifen Sie beherzt zu.

17 Tofu als Fleischersatz

Wer unter Gicht leidet, sucht oft nach Alternativen zu Fleisch und findet eine große Auswahl bei Sojaprodukten. Leider zählen Sojabohnen auch zu den purinreichen Hülsenfrüchten. Sojafleisch hat genauso viele Purine wie Fleisch – das gilt auch für Sojapulver und Sojaschrot. Tofu, der aus Soja hergestellt wird, enthält jedoch viel Wasser und hat daher einen geringeren Puringehalt. Ideal ist Tofu beispielsweise als Fleisch-

ersatz in asiatischen Gemüsepfannen. Noch weniger
Purine als fester Tofu enthält Seidentofu. Er wird oft
zu cremigen Süßspeisen verarbeitet. Die bessere Wahl
sind hier aber Quark und Joghurt, die kaum Purine
enthalten.

Puringehalt von Sojaprodukten (umgerechnet in gebildete Harnsäure in mg)

Lebensmittel [100 g]	Harnsäure [mg]
Sojasoße, dunkel	350
Sojabohnen	220
Sojafleisch (getrocknet)	183
Maggiwürze	139
Sojadrink (Milch)	80
Sojasoße, hell	60
Tofu	53
Seidentofu	29
Sojawürstchen	18
Sojasprossen	12

18 Auch bei Gicht ein Trend: Veggie-Produkte

Achten Sie bei Fleischersatzprodukten genau auf die
Zutatenliste: Ideal ist es, wenn Milch bzw. Milchprodukte eingesetzt werden, da diese sehr purinarm
sind. Eine gute Alternative zu Fleisch sind Produkte,
die aus Lupinen hergestellt werden. Die Samen sind
praktisch purinfrei und damit auch für Gichtpatienten
geeignet. Die Samen der gezüchteten Süßlupine sind

kalorienarm und reich an Mineralstoffen, Eiweiß und Ballaststoffen, aber arm an schnell verdaulichen Kohlenhydraten. Im Vergleich zu anderen Hülsenfrüchten sind Lupinen besser verträglich, da sie weniger blähende Substanzen enthalten. Außerdem sind Lupinen cholesterinfrei. Sie finden im Handel eine Vielzahl von Fleischersatzprodukten auf der Basis von Lupinen. Der pflanzliche Eiweißersatz »Quorn« stammt aus Pilzkulturen: Er hat einen ähnlichen Puringehalt wie Putenfleisch (120 mg gebildete Harnsäure/100 g). Für pflanzliche Würzen gilt: Helle Sojasoße enthält weniger Purine als gekörnte Brühe.

19 Was steckt in vegetarischem Aufstrich?

Leider weisen die Hersteller von vegetarischen Fleischalternativen den Puringehalt ihrer Lebensmittel nicht aus. Auch auf Anfrage konnten keine Werte genannt werden. Hier fischen Sie als Verbraucher wirklich im Trüben. Es lohnt sich aber immer ein Blick auf die Nährwertgehalte und Zutatenliste. Hier gilt: Je weiter vorn ein Inhaltsstoff auf der Zutatenliste steht, desto größer die Menge im Lebensmittel. Ideal ist es, wenn am Anfang der Aufzählung bei Brotaufstrich »Gemüse« steht, z. B. getrocknete Tomaten oder »Tomaten« und hier ein möglichst hoher Anteil, mindestens 40–50 %. Denn so erhalten Sie einen purinarmen Aufstrich. Vorsicht, wenn Hülsenfrüchte am Anfang der Aufzählung stehen: Linsen, Bohnen, Erbsen, Soja, Kichererbsen/Humus.

KILLER-TIPP

Vegetarische oder vegane Produkte der Lebensmittelindustrie sind nicht automatisch gesünder als normale Lebensmittel. Denn Soja- oder Weizenprotein schmecken nach nichts, schon gar nicht nach Fleisch. Erst eine Menge Salz, Fett und Zusatzstoffe sorgen für Geschmack auf dem Teller. Vegetarische Bratwürste haben oft deutlich mehr Kalorien als das Original. Vegetarische Wurst ist oft extrem reich an Salz. Sie enthält auch nicht nur gesunde Fette wie Rapsöl, sondern auch oft billiges Palmfett. Es gehört wegen seiner gesättigten Fettsäuren zu den gesundheitlich bedenklichen Fetten.

Auf den Fettgehalt achten: Auch Öl, z.B. Sonnenblumen-, Raps- oder Olivenöl, oder Nüsse finden Sie oft am Anfang der Zutatenliste eines vegetarischen Aufstrichs. Diese Öle sind purinfrei und liefern vor allem herzgesunde, mehrfach ungesättigte Fette. Aber Vorsicht: Die fettreichen Pasten liefern auch reichlich Kalorien – nur sehr dünn aufs Brot streichen. Meiden Sie Produkte, die auf Kokos- oder Palmfett basieren, das Ihre Blutgefäße verstopfen kann.

20 Freispruch für Spargel, Kohlgemüse und Spinat

Gemüsespargel hat wie auch Blumenkohl, Spinat und Pilze immer noch den Ruf, Gichtanfälle auszulösen. Er wird daher oft vom Speiseplan von Gichtpatienten verbannt. Heute sehen Wissenschaftler das jedoch gemäßigter. Spargel enthält für ein Gemüse relativ viel Purin (29 mg gebildete Harnsäure/100 g). Verglichen mit Fleisch allerdings steht der Spargel gar nicht so schlecht da. Heute geht man allgemein davon aus, dass die in Gemüse enthaltenen Purine keine relevante Ursache für Gichtanfälle darstellen. Das gilt auch für den Spargel. Wahrscheinlich ist das Beiwerk der Spargelmahlzeit (gereifter Schinken, Bier, Schnaps) das größere Problem als der Spargel selbst. Daher gilt heute der Rat: Gelegentlicher Spargelgenuss in moderaten Mengen (also nicht mehr als ein Pfund pro Person) ist erlaubt. Der größte Teil der Purine im Spargel sitzt übrigens im Spargelkopf. Greifen Sie daher ruhig zu Bruchspargel. Spargel enthält Asparaginsäure, deren Abbauprodukte dem Urin nach Spargelgenuss oft eine markante Note verleihen. Das hat für die Gicht aber keine Bedeutung. Noch ein Tipp: Bei Spinat sind die Stiele purinreicher als die Blätter.

Essen Sie mehr pflanzliche Kost: Viele pflanzliche Nahrungsmittel wie Getreide, Obst, Kartoffeln und Gemüse sind relativ purinarm und daher bei Gicht gut geeignet. Doch auch die purinreicheren pflanzlichen Lebensmittel steigern das Gichtrisiko deutlich weniger als tierische Lebensmittel, die reich an Purinen sind. Pflanzliche Kost ist also immer eine gute Wahl.

Puringehalt von Gemüse & Co. (umgerechnet in gebildete Harnsäure in mg)

Statt Lebensmittel [100 g]	Harnsäure [mg]	besser Lebensmittel [100 g]	Harnsäure [mg]
grüne Erbsen, getrocknet	544	grüne Bohnen, frisch	42
Kichererbsen, getrocknet	356	Wirsing, Rotkohl	40
Linsen, getrocknet	200	Pfifferlinge	30
weiße Bohnen, frisch	180	Kohlrabi, Grünkohl	30
Erbsen, frisch	150	Spargel	29
Steinpilze	80	Auberginen, Zucchini	20
Brokkoli	78	Weißkohl	20
Schwarzwurzeln	70	Fenchel	16
Champignons	60	Möhren, Rote Bete	15
Rosenkohl	60	Kartoffeln	15
Spinat	57	Apfel	14
Blumenkohl	50	Tomate	10
Artischocken	50	Paprika	10
Austern-, Shitakepilze	50	Kürbis	7

21 Pilze bringen Geschmack

Pfifferlinge zählen im Gegensatz zu anderen Pilzen zu den purinarmen Lebensmitteln. Hier können Sie reichlich zugreifen. Aber Vorsicht: Pfifferlinge aus Osteuropa sind oft immer noch stark radioaktiv belastet. Bei Zuchtpilzen besteht hier keine Gefahr. Pilze bringen aber auch in kleinen Mengen viel Geschmack an Ihre Speisen. Zwei kleine Champignons und etwas Schnittlauch oder Frühlingszwiebel bringen Pfiff an Ihr Rührei oder Omelette. Und ein paar Scheiben Champignons in der Gemüsesuppe heben den Geschmack. Essen Sie Pilze aber nicht als Hauptmahlzeit in großen Mengen.

22 Kirschsaft senkt die Harnsäurewerte

Kirschen stehen schon länger in dem Ruf, ein wirksames Mittel zur natürlichen Vorbeugung von Gichtanfällen und zur Senkung des Harnsäurewertes zu sein. Eine US-Studie meldet, dass der Konsum von Kirschen (egal ob als Frucht, Saft oder Konzentrat) das Risiko von Gichtanfällen um 35 % reduzieren kann. Nach der Studie erzielt man die besten Erfolge beim Verzehr von 2–3 Portionen täglich zu je etwa 10 Kirschen. Ein ähnliches Ergebnis lässt sich durch Kirschprodukte (also insbesondere Kirschsaft) erzielen. Verantwortlich für die positive Wirkung der Kirschen könnten die in ihnen enthaltenen Farbstoffe (Anthocyane) sein. Sie wirken antioxidativ und möglicherweise auch entzündungshemmend. Wenn Sie möchten, dann greifen Sie zu Kirschen und Kirschsaft. Kirschen sind definitiv lecker und gesund. Erhoffen Sie sich nicht zu viel und beenden Sie die Einnahme von harnsäuresenkenden Medikamenten nicht.

⌐KILLER-TIPP

Sehr purinarm ist Maismehl: Sie können es ganz
ähnlich wie normales Weizenmehl in der Küche
einsetzen: zum Binden von Soßen und Suppen, für Pfannkuchen und Spätzle. Maisgries
können Sie zu Polenta (mit Wasser ausquellen
lassen) oder Klößchen (z. B. als Suppeneinlage)
verarbeiten. Backen Sie in Ihrer heimischen
Küche nicht mit Hefe, da diese sehr purinreich
ist. Verwenden Sie zum Lockern der Teigmasse
Backpulver, Eier, Eischnee (wie bei Biskuitteig)
oder Maismehl.

23 Setzen Sie auf Vollkorn

Das volle Korn enthält nicht nur die Stärkekörper, sondern auch noch die Getreiderandschichten, was dazu
führt, das Vollkornbrot etwas purinreicher ist als Brot
aus Weißmehl. Dennoch sollten Sie lieber zu Vollkornbrot greifen, weil dieser Nachteil durch zahlreiche ge-
sundheitliche Vorteile bei Weitem aufgewogen wird.
Das volle Korn enthält Vitamine und Mineralstoffe
und versorgt uns mit den so wichtigen Ballaststoffen.
Da der Sättigungseffekt von Vollkornbrot viel besser
ist als der von Weißbrot, werden die unterschiedli-
chen Puringehalte ohnehin fast wieder ausgeglichen.
Auch für alle anderen Getreideprodukte wie Nudeln
gilt, dass Sie der Vollkornvariante den Vorzug geben

sollten, vor allem, wenn Sie mit dem Gewicht zu kämpfen haben.

24 So wird Ihr Müsli purinarm

Haferflocken sind reich an wertvollen Vitalstoffen (Vitaminen, ungesättigten Fettsäuren), aber leider auch recht purinreich: 100 g Haferflocken bilden rund 100 mg Harnsäure. Vergessen Sie daher fertige Müslimischungen, die fast nur Haferflocken und oft auch reichlich Zucker – besonders Fruchtzucker – enthalten. Setzen Sie bei Ihrem Müsli auf die richtige Mischung. Die ideale Basis sind Milchprodukte: 200 ml fettarme Milch oder 200 g Joghurt oder Magerquark. Mischen Sie eine Handvoll Nüsse unter und frisches Obst nach Wunsch. Dann heben Sie 2 Esslöffel (entspricht etwa 30 g) Haferflocken unter Ihr Müsli. Und noch ein Tipp für Ihre Figur: Wenn Sie Magerquark mit Mineralwasser glatt rühren, das reich an Kohlensäure ist, wird er cremig wie ein Sahnequark.

25 Ein besonderer Pflanzenstoff: Quercetin

Quercetin ist ein Bioflavonoid (Pflanzenfarbstoff), das in Obst und Gemüse vorkommt. Wissenschaftliche Untersuchungen zeigen immer wieder, dass der Pflanzenstoff eine Wohltat für den Körper bei erhöhten Harnsäurewerten ist. Der Grund: Quercetin wirkt ähnlich wie das Gichtmedikament Allopurinol

(S. 66). Es hemmt ein Enzym (Xanthinoxidase), das an der Entstehung von Harnsäure im Körper beteiligt ist. Durch die regelmäßige Aufnahme von Quercetin können Sie dazu beitragen, dass Ihre Harnsäurewerte sinken. Der wertvolle Stoff steckt zum Beispiel in roten Trauben (daher auch in Rotwein), grünem Tee und Beerenfrüchten. Die größten Mengen liefern Äpfel und Zwiebeln. Allerdings sinkt der Gehalt an Quercetin gegen null, wenn die Schale von Obst oder Gemüse entfernt wird. Daher haben Dosentomaten einen deutlich geringeren Quercetingehalt als frische Tomaten. Eine wissenschaftliche Untersuchung zeigt außerdem: Tomaten aus biologischem Anbau enthalten 79 % mehr Quercetin als Tomaten aus konventionellem Anbau.

Einen hohen Gehalt an Quercetin haben:
- Kapern
- Liebstöckel
- Zwiebeln, besonders in den äußersten Ringen
- Grünkohl
- rote Trauben
- Äpfel
- Schnittlauch
- Zitrusfrüchte
- Brokkoli und grüne Blattgemüse
- grüne Bohnen
- Kirschen

26 Kartoffeln satt

Genießen Sie Kartoffeln in allen fettarmen Zubereitungsformen, also als Salzkartoffeln, Pellkartoffeln, Ofenkartoffeln oder Kartoffelsuppe. Kartoffeln haben einen geringen Puringehalt und sind ein gesunder Sattmacher bei erhöhten Harnsäurewerten. Kartoffeln in Verbindung mit reichlich Fett mästen dagegen Ihr Hüftgold und erschweren das Abnehmen. Meiden Sie frittierte Kartoffelgerichte (Pommes, Kroketten, Chips) und Kartoffelgerichte wie Reibekuchen und Kartoffelsalat mit Mayonnaise.

Pommes & Co. fettarm selbst zubereiten:

- Bereiten Sie Ihren Kartoffelsalat selbst zu: Mit Scheiben von sauren Gurken (Glas), etwas Gurkenwasser und Joghurt. Ein Alternative ist ein Dressing aus Gemüsebrühe und etwas Olivenöl.
- Auch köstlich: selbst gemachte Pommes frites. Schneiden Sie die Kartoffeln in feine Spalten oder Würfel. Mischen Sie wenig Olivenöl und etwas Rosmarin nach Geschmack unter die Kartoffelspalten. Dann backen Sie die Kartoffeln im Ofen bei 160 Grad, bis sie goldgelb sind. Salzen Sie die Kartoffeln erst vor dem Servieren, sonst werden sie nicht kross.
- Bereiten Sie Bratkartoffeln immer in einer beschichteten Pfanne mit wenig Oliven- oder Rapsöl zu. Ideale Kombi: Bratkartoffeln mit Spiegelei oder Rührei.

27 Grillzeit: lieber Gemüse als Fleisch

Die Grillzeit ist eine ganz besondere Herausforderung für Ihre Harnsäurewerte. Meistens liegt viel Fleisch auf dem Grill, das mit einem kühlen Bier in den Magen wandert. Setzen Sie hier auf Alternativen: Legen Sie Gemüse auf den Grill, dass Sie vorher mit etwas Olivenöl und Gewürzen mariniert haben. Besonders gut eignen sich Auberginen, die vom Grill fast wie Fleisch schmecken. Aber auch Maiskolben, Paprika, Zucchini, Zwiebeln und Tomaten schmecken gegrillt köstlich. Auberginen und Zucchini schneiden Sie einfach der Länge nach in Scheiben, mit etwas Olivenöl einreiben oder eine Weile vorher marinieren lassen und ab auf den Grill. Alternativ stecken Sie die Gemüsestückchen auf Spieße oder garen sie in einer speziellen Grillschale für Gemüse. Auch Obst

KILLER-TIPP

Folienkartoffeln sind ein purinarmer Grillgenuss: Packen Sie die Kartoffeln gut in Alufolie ein, dann lassen Sie die Knollen direkt in der schwachen Glut etwa 30 Minuten garen. Wenn es schnell gehen muss, kochen Sie die Kartoffeln in der Schale kurz vor. Idealer Begleiter ist ein Kräuterquark.

schmeckt einfach köstlich vom Grill. Versuchen Sie es doch mal mit Mangoscheiben, Aprikosen oder Bananen.

28 Eier? Ja bitte!

Eier sind sehr purinarm und sättigen aufgrund ihres hohen Proteingehalts hervorragend. Sie hatten lange Zeit einen schlechten Ruf, weil sie reich an Cholesterin sind. Um diesen Stoff gab es eine regelrechte Hysterie. Dabei ist Cholesterin ein lebenswichtiger Baustein für Hormone, Vitamin D und Gallensäuren (wichtig für die Fettverdauung). Der menschliche Körper stellt diesen wertvollen Stoff selbst her. Etwa 80 % des Cholesterins produziert der Körper in der Leber direkt aus den tierischen Fetten, die über die Nahrung aufgenommen werden. Nur die restlichen 20 % stammen tatsächlich aus dem Verzehr von cholesterinreichen Lebensmitteln. Normalerweise drosselt der Körper seine Eigenproduktion, wenn viel Cholesterin über die Nahrung angeliefert wird. Bei 20–25 % aller Menschen ist dieser Regelmechanismus gestört. Sie reagieren auf einen hohen Cholesteringehalt in der Nahrung tatsächlich mit hohen Blut-Cholesterinwerten. Übrigens steckt im Eigelb Lecithin, das die Aufnahme des Cholesterins ins Blut verhindert.

Eier sind daher für Menschen mit Gicht eine super Proteinquelle. Variieren Sie die Zubereitungsarten: als weich gekochtes Frühstücksei, hart gekocht aufs Brot, in Form von Rührei, Omelette mit Gemüse oder als

Bauernfrühstück (Bratkartoffeln mit Ei). Auch Frittata und Tortilla sind Gemüsepfannkuchen auf der Basis von aufgeschlagenen Eiern.

29 Täglich Milchprodukte essen

Milch ist zwar tierischen Ursprungs, enthält aber keine Zellen und ist daher purinfrei. Auch alle Milchprodukte sind demzufolge purinfrei oder purinarm. Milch, Joghurt, Quark und Käse sind ideale Nahrungsmittel für Menschen mit Gicht. Achten Sie Ihrer Figur zuliebe aber auf den Fettgehalt von Käse: Weichkäse sollte unter 50 % Fett in der Trockenmasse (i. Tr.) enthalten, Hartkäse unter 40 % i. Tr. Bevorzugen Sie bei Frischkäse die Rahmstufe. Milchprodukte sind nicht nur nahezu purinfrei, sondern liefern dem Körper wertvolles Eiweiß und tragen zu einer guten Kalziumversorgung bei.

Wissenschaftliche Studien haben gezeigt, dass Milchprodukte noch mehr können. Sie fördern nämlich die Ausscheidung von Harnsäure. Daher sinkt das Gichtrisiko mit der aufgenommenen Menge an Milchprodukten. Bereits ein Viertelliter Magermilch oder Naturjoghurt pro Tag fördert die Ausscheidung von Harnsäure nachweislich. Vermutlich spielt das Kalzium in der Milch hier eine Rolle.

30 Käse nicht nur aufs Brot

Alle Käsesorten sind purinarm. Wenn Sie abnehmen möchten, greifen Sie bevorzugt zu den fettärmeren Sorten. Genießen Sie Käse als Alternative zu Wurst auf Ihrem Brot, dann leisten Sie schon einen wertvollen Beitrag zu Ihrer purinarmen Ernährung. Käse schmeckt aber auch gut vom Grill oder im Ofen gebacken. Köstlich ist Frischkäse (z. B. Ziegenkäse), den Sie mit etwas Honig, Tomatenwürfeln und Thymian im Ofen backen, bis er zerläuft. Käse ist auch eine tolle Salateinlage oder genießen Sie den Klassiker »Tomaten mit Mozzarella«. Überbacken Sie Gemüse oder Kartoffeln im Ofen mit Käse nach Ihrem Geschmack. Auch Nudeln, Lasagne oder Cannelloni können Sie vegetarisch mit Gemüse (z. B. Spinat, Mangold) zubereiten und dann mit Käse gratinieren.

31 Es darf auch mal Pasta sein

Nudeln sind purinarm und auch Italiener genießen diese oft vegetarisch. Besonders purinarm sind übrigens Eiernudeln. Hier 3 Vorschläge aus der italienischen Küche:

Penne mit Radicchio und geräuchertem Scamorza:
Braten Sie den in Streifen geschnittenen Radicchio in etwas Olivenöl an. Es ist normal, dass sich das Gemüse braun verfärbt. Geben Sie nach Geschmack Knoblauch- und Zwiebelwürfel zu und etwas Nudelwasser. Mischen Sie die heißen Nudeln mit dem gewürfelten

☞ KILLER-TIPP

Kennen Sie Paneer? Das ist ein indischer Frisch-käse, der aus Kuhmilch hergestellt wird. Indi-sche Restaurants servieren ihn in vielen warmen Speisen z. B. mit Currysaucen oder Spinat. Sie können ihn unbedenklich genießen.

Scamorza (oder einem anderem Weichkäse/Mozzarel-la) unter das Gemüse.

Spaghetti mit Tomatenlauch und Parmesan: Braten Sie die gewaschenen Lauchstreifen in etwas Olivenöl an. Geben Sie etwas Tomatenmark und Nudelwasser zu. Salzen, pfeffern. Die heißen Spaghetti untermischen und mit reichlich Parmesan servieren.

Zitronenpasta für zwei: Mischen Sie die abgeriebe-ne Schale und den Saft einer Bio-Zitrone mit 3 EL Olivenöl und 6 EL geriebenem Hartkäse (Emmentaler, Parmesan) und würzen Sie mit Pfeffer. Schwitzen Sie etwas Knoblauch in Olivenöl an und geben die Käse-masse zu. Kurz bei mittlerer Hitze ziehen lassen, bis sich der Käse auflöst. 250 g heiße Spaghetti untermi-schen. Mit frischem Basilikum servieren.

32 Bolognese schmeckt auch vegetarisch

Spaghetti Bolognese ist einfach ein Klassiker – auch in der deutschen Küche. Die Soße muss aber nicht immer auf Hackfleisch basieren. Eine Alternative sind Auberginen, die Sie mit einem sehr scharfen Messer sehr fein würfeln. Dann braten Sie die Auberginen in Olivenöl sanft an, fügen Zwiebelwürfel und geraspelte Möhren (gehören immer in die Bolognese) dazu. Geben Sie passierte Tomaten (Konserve) dazu und würzen Sie mit Salz, Pfeffer und Oregano. Es geht aber noch einfacher: Dünsten Sie Zwiebelwürfel und Möhrenstreifen in Olivenöl und fügen Sie passierte Tomaten dazu. Dann geben Sie 1–2 Esslöffel Hirse hinein und lassen sie in der Tomatensoße ausquellen. Gut abschmecken und mit geriebenem Parmesan zu den Spaghetti servieren. Sie werden überrascht sein, wie gut das schmeckt.

33 Reis: Paella oder Risotto?

Reis ist ein purinarmes Lebensmittel, das Sie auch mit Gicht bedenkenlos verzehren können. Achten Sie aber auf die Zutaten Ihrer Reisgerichte. Gerade Paella enthält oft purinreiche Lebensmittel wie Muscheln, Garnelen oder Huhn mit Haut. Ideal sind vegetarische Gemüsegerichte beim Asiaten oder ein Risotto beim Italiener. Und wenn Sie gerne indisch essen, greifen Sie zu Paneer. Der Käse schmeckt ähnlich wie Tofu. Er wird aber aus Kuhmilch hergestellt und enthält daher keine Purine. Reis ist auch eine gute Einlage für Eintöpfe und eine super Füllung für Gemüse. Füllen Sie Gemüse wie Paprika, Zucchini oder Auberginen mit Reis und weiteren Gemüsewürfeln und überbacken Sie das Ganze im Ofen mit etwas Käse. Oder bereiten Sie Salate auf der Basis von Reis zu: mit frischen Tomaten, etwas Käse und frischer Petersilie. Essen Sie gerne süß? Dann genießen Sie Milchreis mit etwas Zucker und Zimt oder mit frischen Früchten.

34 Vorsicht vor gereiftem Schinken & Co.

Bereiten Sie Ihre Mahlzeiten immer mit sehr frischen Zutaten zu. Der Grund: Der Puringehalt von Lebensmitteln wird auch durch die Lagerung der Lebensmittel beeinflusst. Die in den Tabellen angegebenen Harnsäuremengen stellen daher nur Durchschnittswerte dar. So erhöhen gelagertes Fleisch (lange gereifter Schinken), gelagerter Fisch (Sprotten) den Harnsäurespiegel im Blut stärker als frische Ware. Denn während der Lagerung wird ein Teil der purinhaltigen Verbindungen abgebaut. Dabei entstehenden niedermolekularen Verbindungen. Sie werden vom Darm leichter aufgenommen und erhöhen die Harnsäurekonzentration im Blut daher stärker. Gereifter Käse ist dagegen unproblematisch, da er nur sehr geringe Purinmengen enthält.

35 Der richtige Griff ins Fetttöpfchen

Fett ist mit 9 kcal/g der energiereichste Nährstoff. Tatsächlich wird in Deutschland etwa das Doppelte an Fett gegessen, als der Körper eigentlich braucht. Die typische Folge: Übergewicht. Meiden Sie fettreiche Lebensmittel, auch wenn Sie keine Purine enthalten: Verzichten Sie lieber auf Chips, Pommes frites, fettreichen Käse oder Wurst, Butter und Schmalz. In der Regel sind pflanzliche Fette gesundheitlich günstiger als tierische. Ausnahme: Palmfett und Kokosöl. Walnussöl, Traubenkernöl und Kürbiskernöl sind ein guter Begleiter zu Salaten. Ideal ist Olivenöl, das Sie in der kalten und warmen Küche zum Dünsten oder Braten einsetzen können. Wenn Sie fettreiche Fleisch- und Wurstwaren wegen des hohen Puringehalts meiden, tun Sie auch etwas Gutes für Ihre schlanke Line.

36 Grünes Licht für Nüsse

Nüsse und Samen sind ausgesprochen gesund. Sie liefern dem Körper gesunde ungesättigte Fettsäuren, leicht verwertbares Eiweiß und Mineralstoffe. Der Puringehalt ist sehr unterschiedlich. Bevorzugen Sie hier die purinarmen Sorten (siehe Tabelle). Aber geben Sie Acht: In Nüssen steckt auch sehr viel Energie (Kalorien). Gerade wenn Sie etwas abspecken möchten, sollten Sie mit Nüssen sehr vorsichtig umgehen. Beherzigen Sie die einfache Regel: Eine Handvoll Nüsse am Tag ist genug.

Puringehalt von Nüssen und Co.
(umgerechnet in gebildete Harnsäure in mg)

Statt Lebensmittel [100 g]	Harnsäure [mg]	Besser Lebensmittel [100 g]	Harnsäure [mg]
Sonnenblumenkerne	160	Paranüsse	22
Sesamsamen	105	Maronen, Pistazien	1
Leinsamen	80	Macadamianüsse	0
Erdnüsse	79	Pekannüsse	0
Haselnüsse, Mandeln	40	Kürbis-, Cashewkerne	0
Walnüsse	25	Pinienkerne	0

37 Kochen ist besser als braten

Generell ist das Kochen von Lebensmitteln bei hohen
Harnsäurewerten günstiger als das Braten. Der Grund:
Beim Kochen wandert ein Teil der Purine ins Koch-
wasser über. Durch das Kochen in reichlich Flüssig-
keit können Sie den Puringehalt um etwa 10–20 %
verringern. Also beispielsweise Tafelspitz statt Steak.
Dies gilt aber nur, wenn Sie das Kochwasser nicht zur
Speisenzubereitung mitverwenden. Ideal ist es, wenn
Sie Gemüse nur kurz dünsten, dämpfen oder im Wok
zubereiten. So bleiben wertvolle Vitalstoffe (Vita-
mine, sekundäre Pflanzenstoffe) erhalten. Bereiten
Sie auch öfter mal eine Gemüsesuppe zu. Ihr hoher
Flüssigkeitsanteil unterstützt das Ausscheiden von
Harnsäure. Verwenden Sie zur Zubereitung eine rein
vegetarische Gemüsebrühe – sie ist praktisch frei von
Purinen: Vorsicht vor Fleischbrühe, Fleischextrakt,

Brüh- oder Bouillonwürfeln, die oft sehr purinreich sind. Achten Sie auch auf die Zutatenliste von Fertiggerichten und meiden Sie Produkte mit tierischen Fleischbrühen & Co.

38 Trinken Sie wirklich genug?

Wie viel Flüssigkeit trinken Sie eigentlich pro Tag? Verspüren Sie regelmäßig ein Durstgefühl? Geben Sie Acht! Das ist immer ein Alarmzeichen. Wenn Sie das Durstgefühl verspüren, fehlt Ihrem Körper bereits Wasser. Trinken Sie regelmäßig über den Tag verteilt: mindestens 1,5–2 Liter pro Tag, vorzugsweise Wasser und ungesüßte Früchte- oder Kräutertees. Der Grund: Harnsäure scheidet Ihr Körper mit dem Harn aus. Durch reichliches Trinken erleichtern Sie Ihren Nieren die Arbeit. Gleichzeitig verdünnen Sie dadurch die Harnsäurekonzentration in Ihrem Urin und beugen so der Entwicklung von Nierensteinen vor. Achten Sie auch darauf, dass Sie Flüssigkeitsverluste durch starkes Schwitzen (Sport, Hitze, Fieber) ausgleichen.

Noch 2 einfache Tipps:
- Stellen Sie sich Ihre tägliche Trinkmenge jeden Morgen gut sichtbar an einen zentralen Platz (z.B. Schreibtisch) auf.
- Trinken Sie vor dem Schlafen noch etwas Wasser. So sorgen Sie für eine Verdünnung des Nachturins.

KILLER-TIPP

Beobachten Sie Ihre Urinfarbe: Gut, wenn er hellgelb ist. Ist Ihr Urin sehr dunkel, haben Sie zu wenig getrunken. Dann heißt es rasch noch ein Glas Wasser trinken.

39 It's Tea Time: Harnsäure ausspülen

Verschiedene Teesorten unterstützen Ihren Körper dabei, Harnsäure aus dem Körper auszuscheiden. Sie haben die Wahl.

Knoblauchtee: wirkt stark harntreibend. Schneiden Sie 1 Knoblauchzehe in Scheiben und lassen Sie sie in 1 Liter heißem Wasser 10 Minuten ziehen.

Birkenblättertee: wirkt schmerzlindernd und harntreibend. Übergießen Sie 1 Esslöffel grob zerschnittene Birkenblätter (aus der Apotheke) mit 1 Tasse kochendem Wasser; 10 Minuten ziehen lassen und abseihen. Trinken Sie kurmäßig 4–6 Wochen lang 2–3 Tassen täglich zwischen den Mahlzeiten.

Brennnesselblättertee: erhöht die Harnsäureausscheidung. Bringen Sie 2 Teelöffel getrocknete Blätter mit einem ½ Liter Wasser langsam zum Sieden; 10 Min.

ziehen lassen, dann abseihen; 8 Wochen lang morgens und abends 1 Tasse trinken.

Löwenzahnkraut- oder Löwenzahnwurzeltee: aktiviert den Stoffwechsel und wirkt harntreibend. 2 Teelöffel mit einem ½ Liter Wasser langsam zum Sieden bringen; 10 Minuten ziehen lassen, dann abseihen; 8 Wochen lang morgens und abends 1 Tasse trinken.

40 So senken Sie Ihr Risiko für Harnsteine

Harnsteine entwickeln sich innerhalb des Harntrakts aus Substanzen, die normalerweise im Harn gelöst sind: Kalzium, Oxalsäure, Phosphate und Harnsäure (!). Eine hohe Konzentration an diesen Substanzen führt nicht unbedingt dazu, dass sich Nierensteine bilden. Voraussetzung: Im Urin fehlen gleichzeitig Hemmstoffe wie Zitrat oder Magnesium – dann kristallisieren die Substanzen zu Harnsteinen aus. Der Säuregehalt des Urins hat einen großen Einfluss auf das Entstehen von Nierensteinen: Ein alkalischer Urin (pH-Wert > 7) fördert, dass sich phosphathaltige Steine bilden. Ein stark saurer Urin begünstigt die Bildung von Harnsäuresteinen (!) und Kalziumoxalatsteinen. Durch Ihre Getränkeauswahl können Sie den pH-Wert Ihres Urins beeinflussen. So nehmen Sie Ihrem Urin die Säure: Trinken Sie zur Vorbeugung von Harnsäuresteinen pro Tag 2,5–3 Liter hydrogenkarbonatreiches Mineralwasser (Hydrogenkarbonatgehalt mindestens 600 mg pro Liter). Hydrogenkarbonat-Wasser wird aus kalkhaltigen Gesteinsschichten gewonnen. Diese Wässer schmecken neutral. Trinken Sie täglich Zitrussäfte (bildet den Hemmstoff Zitrat), aber keinen Alkohol. Um das Harnsteinrisiko zu senken, setzen Sie auf folgende Lebensmittel.

Harnneutrale Getränke, für alle Steinarten geeignet: mineralstoffarme Mineralwässer, Leitungswasser, Nieren- und Blasentee, Früchtetee, stark verdünnte Fruchtsäfte

Magnesiumreiche Lebensmittel: Vollkornprodukte, Hülsenfrüchte, Grünkohl, Kohlrabi, Kartoffeln, Nüsse, Obst wie Bananen, Himbeeren, Papaya

Lebensmittel, die den Zitratgehalt im Harn steigern: pflanzliche Lebensmittel, Kartoffeln, Gemüse, Obst, besonders Zitrusfrüchte, Preiselbeeren, Himbeeren, Johannisbeeren

41 Daumen hoch für Kaffeefreunde

Eine richtig gute Nachricht für alle, die gern Kaffee trinken: Das Getränk ist bei Gicht nicht nur unbedenklich, sondern wirkt sich sogar günstig auf die Harnsäurekonzentration aus. Auch Tee, Kakao und Schokolade sind für Gichtpatienten geeignet. Diese enthalten zwar genauso wie Kaffee sogenannte Methyl-Purine, die im Körper aber nicht zu Harnsäure abgebaut werden. Kaffee ist sogar eine Wohltat für Gichtpatienten. Das Koffein im Kaffee hemmt, ähnlich wie das Medikament Allopurinol (S. 66), das Enzym, das Purine zu Harnsäure abbaut. Koffeinfreier Kaffee zeigt diese Auswirkung in viel geringerem Maße, grüner und schwarzer Tee habe diese Wirkung nicht. Also ein Freifahrtschein für alle Kaffeefreunde. Trinken Sie über den Tag verteilt mindestens 4 Tassen Kaffee – das ist tatsächlich ein Teil Ihrer Therapie.

42 Sehr ungünstig: Softdrinks

Viele Softdrinks sind reich an Fruchtzucker (Fruktose). Dieser Zucker ist das einzige Kohlenhydrat, das den Harnsäurespiegel ansteigen lässt. Fruchtzucker steigert nicht nur den körpereigenen Purinaufbau, sondern hemmt zusätzlich die Harnsäureausscheidung. Besonders ausgeprägt ist dieser Effekt bei Menschen, deren Harnsäurespiegel bereits erhöht ist. Die negative Wirkung von Fruktose auf die Harnsäure ist mindestens so stark wie der Effekt von Alkohol. Schon wenige Minuten nach dem Konsum eines fruchtzuckerhaltigen Getränks steigt der Harnsäurewert im Blut an. Das gilt übrigens nicht für normalen Haushaltszucker – wenn er auch Übergewicht fördert. Wissenschaftliche Studien zeigen Erschreckendes: Softdrinks mit Fruchtzucker erhöhen das Risiko für einen Gichtanfall um 25 % und das bereits bei 3 Getränken pro Woche. Der tägliche Konsum von einem solchen Softdrink verdoppelt das Risiko für einen Gichtanfall. Experten vermuten, dass Fruchtzucker eine große Rolle dabei spielt, dass immer mehr

Menschen unter Gicht leiden. Fazit: Löschen Sie Ihren Durst daher besser mit Mineralwasser oder Tee.

Neben Fruktose erhöhen auch die Zuckeraustauschstoffe Xylit und Sorbit den Harnsäurewert im Blut, wenn sie in größeren Mengen konsumiert werden.

43 Was ist mit Fruchtzucker aus Obst?

Praktisch alle Obstsorten und Fruchtsäfte enthalten nennenswerte Mengen an Fruchtzucker. Besonders hoch ist der Gehalt bei verarbeitete Früchten, also getrocknet, Konserven oder Konfitüren. Auch beim Verzehr von Obst führt die enthaltene Fruktose zu einer erhöhten Entstehung von Harnsäure. Allerdings geht man davon aus, dass bei Obst der gesundheitsfördernde Wert als wichtiger anzusehen ist als die negative Wirkung der Fruktose. Frisches Obst versorgt Ihren Körper mit Vitaminen, Mineralstoffen und wertvollen sekundären Pflanzenstoffen. Essen Sie täglich 2 Portionen frisches Obst. Meiden Sie Obstsorten, die sehr süß sind wie Weintrauben oder sehr reife Bananen. Verzichten Sie auf Trockenobst (auch Rosinen).

44 Wie Medikamente bei Gicht helfen

Wenn Sie unter Gicht leiden, ist das Verhältnis von Ausscheidung und Bildung von Harnsäure dauerhaft aus dem Gleichgewicht geraten. Daher ist oft eine langfristige Therapie notwendig. Die schwerwiegenden Folgen von Harnsäureablagerungen an Gelenken, Weichteilen und Nieren lassen sich nur vermeiden, wenn die Harnsäurewerte frühzeitig und dauerhaft gesenkt werden.

Zum Einsatz kommen meist diese Medikamente:

- **Allopurinol** hemmt die Entstehung von Harnsäure im Stoffwechsel und fördert die Ausscheidung eines Zwischenprodukts des Harnsäurestoffwechsels.
- **Benzbromaron** und **Sulfinpyrazon** erhöhen die Ausscheidung von Harnsäure über die Nieren.
- **Colchizin** ist das Gift der Herbstzeitlose. Es unterbricht bei einem Gichtanfall die Entzündungsreaktion und kann auch zur Vorbeugung von Gichtanfällen eingesetzt werden.

KILLER-TIPP

Medikamente sind keine Dauerlösung. Wichtig ist es, dass Sie Schritt für Schritt Ihre Ernährung umstellen, um Ihren Körper von Harnsäure zu entlasten. So kann Brenzbromaron beispielsweise auf Dauer die Leber schädigen. Allopurinol steigert das Risiko für Nierensteine. Daher ist es bei der Einnahme von Allopurinol wichtig, dass Sie viel trinken. So spülen Sie die Nieren gut durch.

45 Bewegung hilft

In Deutschland leiden immer mehr Menschen unter den Folgen von Bewegungsmangel: Übergewicht, Diabetes Typ 2, Rücken- und Gelenkschmerzen oder schwerwiegende Herzerkrankungen sind nur einige Beispiele. Die gute Nachricht lautet aber: Es ist nie zu spät, mit körperlicher Bewegung zu beginnen und Gesundheitsrisiken abzubauen. Wissenschaftliche Studien zeigen beispielsweise: Wer im Vergleich zu Sofasitzern täglich 8 Kilometer geht, kann sein Risiko für eine Gichtanfall bereits halbieren.

Das bewirkt körperliche Aktivität bei Gichtpatienten:

- Die Ausscheidung von Harnsäure wird über die Nieren deutlich gesteigert.
- Entzündungsreaktionen werden gedämpft, Schmerzen gelindert.
- Die Beweglichkeit der Gelenke bleibt erhalten oder verbessert sich.
- Das Ablagern von Harnsäuresalzen wird verringert.

46 Die passende Sportart finden

Das Wichtigste ist zunächst, dass Ihnen Ihre Bewegung Freude macht. Denn wenn Sie sich zum Sport quälen, bauen Sie nur unnötigen Stress auf, der Ihren Stoffwechsel belastet und blockiert. Zudem hält man ein aufgezwungenes Sportprogramm selten lange durch.

Ideal ist ein leichtes Ausdauertraining. Vorsicht, wenn Sie unter Gelenkbeschwerden (Knie, Hüfte, Fuß) leiden: Dann lautet die Devise »Bewegen, ohne zu belasten!« Setzen Sie dann auf gelenkschonende Bewegungsformen wie Walken, Radfahren, Rudern, Skilanglauf oder Schwimmen mit Kraulbeinschlag. Meiden Sie »Stop-and-go-Sportarten«, wie Tennis, Fußball oder Squash.

Gehen Sie jeden Tag 10 000 Schritte oder investieren Sie pro Woche mindestens 2,5 Stunden in Walking, Jogging oder Radfahren. Bringen Sie Ihren Kreislauf in Schwung: Versuchen Sie in 30 Minuten 3 000 Schritte zu gehen – und das am besten jeden Tag.

Aber übertreiben Sie es nicht: Auch Extremsport wie ein Marathonlauf können die Harnsäurewerte nach oben schnellen lassen. Der Grund: Bei jedem Ab- und Umbau von Körperzellen fallen Purine an, die zu Harnsäure umgebaut werden.

47 Mehr Bewegung im Alltag

Jede Form von körperlicher Bewegung senkt Ihre Harnsäurewerte und hält Ihre Gelenke beweglich: Sie müssen dazu keine sportlichen Höchstleistungen abliefern. Bringen Sie einfach mehr Bewegung in Ihren Alltag.

- Vergessen Sie den Fahrstuhl und die Rolltreppe. Nutzen Sie jedes Treppenhaus für eine kleine Trainingseinheit.

- Nutzen Sie Pausen für einen kleinen Spaziergang.
- Fahren Sie öfter mal mit dem Fahrrad zum Einkaufen.
- Wenn Sie mit öffentlichen Verkehrsmitteln unterwegs sind, steigen Sie einfach eine Station früher aus und gehen den Rest zu Fuß.
- Wenn Sie mit dem Auto reisen: Parken Sie Ihr Auto etwas weiter weg von Ihrem Ziel und gehen Sie den Rest zu Fuß.
- Machen Sie es wie die Hundehalter: Gehen Sie dreimal pro Tag ein Runde um den Block – oder leihen Sie sich gleich einen Hund aus.

48 Chronischer Stress ist ungesund

Dauerhafter Stress steht im Verdacht, das Risiko für einen akuten Gichtanfall zu steigern. Unter dem Einfluss von Stresshormonen ist der ganze Körper in Alarmbereitschaft. Denn in unseren Genen ist noch verankert, dass jetzt ein Kampf oder die Flucht zum Beispiel vor dem Säbelzahntiger drohen: Der Puls ist beschleunigt, der Blutdruck steigt – Verdauung und Stoffwechsel werden heruntergefahren. Das kann auch dazu führen, dass die Harnsäureausscheidung langsamer abläuft. Dauerstress fördert Heißhungerattacken, Übergewicht und besonders den bauchbetonten Fettansatz. Chronischer Stress raubt dem gesamten Organismus Energie, er belastet Herz und Kreislauf, schwächt Nerven und das Immunsystem. Übermäßiger, lang andauernder Stress kann bis zum

⌐KILLER-TIPP

Machen Sie mindestens einmal am Tag eine kurze Schlafpause – zum Beispiel in der Mittagspause. Dieser Tagesschlaf hat eine hohe Erholungswirkung. Schalten Sie Störquellen wie Telefon oder Fernseher aus. Schlafen Sie nicht länger als 10–20 Minuten (Wecker stellen). Wenn Sie länger schlafen, fallen Sie in den Tiefschlaf und haben dann Probleme, wieder fit zu werden.

Burnout-Syndrom führen, zum Gefühl des völligen Ausgebranntseins und der totalen Erschöpfung.

49 So bauen Sie Stress ab

Befreien Sie Ihren Körper auf natürlichem Weg von Stressbelastungen. Ihr Körper ruft jetzt geradezu nach Bewegung (Kampf, Flucht). Schon 3 Bewegungseinheiten von etwa 60 Minuten reichen pro Woche. Bereits durch zügiges Gehen, Wandern oder ein leichtes Jogging erzielen Sie positive Effekte. Ideal zum Stressabbau sind auch Tanzen und Singen. Wichtig ist, dass Ihnen die Bewegung auch wirklich Spaß macht. Wenn Sie sich zum Joggen oder ins Fitnesscenter quälen, bauen Sie nur neuen Stress auf. Stresshormone werden auch in den Energiezentralen Ihrer Körperzellen (Mitochondrien) abgebaut. Wenn Sie Ihre Muskeln trainieren (Krafttraining), baut Ihr Körper mehr Zellen mit diesen Zentralen auf. Dadurch werden Stresshormone schneller und effektiver abgefangen. In Stresssituationen verspüren Sie oft kein Durstgefühl, obwohl Ihr Körper durch die stärkere Atmung und eine höhere Schweißproduktion vermehrt Flüssigkeit verliert. Achten Sie darauf, dass Sie regelmäßig über den Tag verteilt ausreichend trinken.

Schaffen Sie sich Freiräume:

- Sagen Sie auch mal laut und deutlich »Nein«, wenn Sie immer wieder um Hilfe gebeten werden. Ziehen Sie Grenzen, indem Sie anderen Menschen klarmachen: »Das geht jetzt nicht.«
- Setzen Sie Prioritäten: Trennen Sie das Wichtige von nicht so Wichtigem und erledigen Sie das Wichtigste zuerst; der Rest kann warten!
- Dazu gehört auch, dass Sie Handy und Computer mal abschalten, um den Kopf wieder freizubekommen.

50 Ausreichend Magnesium zuführen

Durch Stress verbrauchen Ihre Körperzellen nicht nur mehr Magnesium, Sie verlieren den Mineralstoff auch vermehrt über Schweiß und Urin. Eine schlechte Magnesiumversorgung fördert die Freisetzung von Stresshormonen zusätzlich und kann das Problem so verschärfen.

- Gute Magnesiumquellen sind Vollkornprodukte, Gemüse, Obst, Hülsenfrüchte, Nüsse und Milchprodukte. Wichtig ist ein regelmäßiger Verzehr, da sich die Magnesiumspeicher nur langsam füllen.
- Trinken Sie wenig Alkohol, da er die Ausscheidung von Magnesium zusätzlich fördert.
- Verzichten Sie auf Abführmittel und Entwässerungsmittel, die zu enormen Mineralstoffverlusten führen können.

51 Entspannungshaltung im Sitzen

Gönnen Sie Ihrem Körper immer wieder eine kleine Auszeit zwischendurch, indem Sie eine Entspannungshaltung im Sitzen einnehmen. Setzen Sie sich auf einen Hocker oder Stuhl ohne Lehne. Stellen Sie Ihre Beine hüftweit auseinander. Nun beugen Sie sich aus der Taille heraus nach vorn und stützen Ihre Unterarme auf den Oberschenkeln ab. Lassen Sie Ihren Kopf entspannt nach unten hängen. Sie spüren die Dehnung im Nacken und die Entspannung entlang des Rückgrats.

Weil früher Kutscher in ihren Pausen so auf dem Kutschbock saßen, heißt diese Übung Droschkenkutschersitz. Die Kutscher nutzten diese Haltung früher zur Entspannung und konnten in der Position sogar schlafen. Die Übung ist ein idealer Begleiter für Ihren Alltag. Nehmen Sie für einige Minuten die Droschkenkutscherhaltung ein, wenn Sie im Büro, in der Bahn oder zu Hause gerade eine kleine Entspannungspause gebrauchen können. Sie baut nicht nur Stress ab, sondern entspannt Ihren ganzen Rücken und besonders den Nacken.

52 Entspannt in den Bauch atmen

In Stresssituationen atmen Sie durch die Anspannung oft nur noch flach, sodass Ihrem Körper einfach Sauerstoff fehlt. Verstärkt wird dieses Problem durch bestimmte Körperhaltungen, wenn Sie beispielsweise gekrümmt am Schreibtisch oder im Auto sitzen. Hier hilft Ihnen die sogenannte Bauchatmung, die sich wie eine Sauerstoffdusche auf Ihren Körper auswirkt. Versuchen Sie es gleich mal.

- Die Bauchatmung können Sie im Sitzen oder Liegen durchführen. Ideal ist es, wenn Sie sich bequem auf den Rücken legen und die Beine so anwinkeln, dass Ihre Füße auf dem Boden stehen.
- Legen Sie Ihre Hände links und rechts flach auf Ihren Bauch, sodass sich Ihre Mittelfinger über dem Bauchnabel berühren.
- Atmen Sie bewusst und langsam ein. Dabei hebt sich der Bauch und Ihre Finger gleiten etwas auseinander. Halten Sie den Atem für eine Sekunde an.
- Atmen Sie langsam aus, bis sich Ihre Finger wieder berühren. Wiederholen Sie das Ganze einige Male.

53 Schüßler-Salze sind eine sanfte Hilfe

Schüßler-Salze sind keine Nahrungsergänzungs-mittel, sondern sie liefern Ihrem Körper bestimmte Reize, durch die sich der Mineralstoffhaushalt in den Körperzellen wieder normalisiert. Bei der nor-malen Dosierung nimmt man 3- bis 6-mal täglich 1–3 Tabletten. Bei einer hohen Dosierung wird alle 10 Minuten eine Tablette genommen. Lassen Sie die Tabletten langsam im Mund zergehen. Greifen Sie bei einem akuten Gichtanfall oder Gelenkschmerzen durch Übersäuerung (erhöhte Harnsäurewerte) zu dem Schüßler-Salz Nr. 9 (Natrium phosphoricum) in der Dosierung D6. Zur Steigerung der Ausscheidung von Harnsäure eignen sich Schüßler-Salz Nr. 16 (Li-thium chloratum) als D6-Tabletten und Schüßler-Salz Nr. 23 (Natrium bicarbonicum) als D6-Tabletten. Da die Tabletten Milchzucker enthalten, kann man bei Laktoseintoleranz als Alternative Schüßler-Tropfen nehmen.

54 Geeignete Homöopathika

Die kleinen Kügelchen (Globuli) der Homöopathie können die Selbstheilungskräfte Ihres Körpers akti-vieren. Die Mittel gibt es in verschiedenen Potenzen. Naturheilkundler raten bei der Gichttherapie mit Homöopathika zur Potenz D12. Die Dosierung der Mittel richtet sich nach der Schwere der Beschwer-den: Im sehr akuten Fall wird am ersten Tag stündlich eine Dosis (5 Globuli, 5–10 Tropfen oder 1 Tablette) genommen. Am nächsten Tag wird die Therapie dann alle 2 Stunden fortgesetzt und dann 3-mal täglich. Bei normalen Beschwerden nehmen Sie 2- bis 4-mal am Tag 4–5 Globuli.

Apis mellifica (Honigbiene): Wenn eine starke, rosa Gelenkschwellung vorliegt und Kälte die Beschwerden lindert.

Belladonna (Tollkirsche): Wenn das betroffene Gelenk tomatenrot und überwärmt ist. Typisch ist, dass den Patienten trotz des heißen Gelenks lokale Wärme guttut.

Ledum palustre (Sumpfporst): Wenn der Gichtpatient bei der Gelenkentzündung friert. Wärme verstärkt die Beschwerden, Besserung durch kalte Güsse.

Nux vomica (Brechnuss): Wenn der Gichtanfall Folge von Überessen und Alkohol ist.

55 Was rät Kneipp bei Gicht?

Pfarrer Sebastian Kneipp schreibt: »Wer Anlagen zur Gicht hat oder schon an diesen Gebrechen leidet, trinke längere Zeit hindurch 1–2 Tassen Schlüsselblumentee. Die heftigen Schmerzen werden sich lösen und allmählich verschwinden.« Hier noch einige Tipps von Pfarrer Kneipp.

Bei akuten Gichtbeschwerden: Hier wirkt eine lauwarme oder kalte Auflage auf die schmerzende Stelle entzündungshemmend und schmerzdämpfend. Ideal ist ein lauwarmer Heublumensack (Apotheke), aber auch die Auflage von Kohlblättern (Weißkohl, Wirsing) oder eine Quarkauflage. Dazu tragen Sie Magerquark auf das Gelenk auf und umwickeln es mit einem Tuch. Mehrmals täglich wiederholen. Anschließend das Gelenk hochlagern und Bettruhe einhalten.

Bei erhöhten Harnsäurewerten oder chronischer Gicht: Hier unterstützen warme Bäder die Stoffwechselfunktion. Geeignete Zusätze sind Meersalz, Heublumen, Haferstroh oder Wacholder.

56 Schützen Sie sich vor Übersäuerung

Bei hohen Harnsäurewerten ist der Körper übersäuert. Auch Lebensmittel bilden je nach Zusammensetzung im Körper in unterschiedlich starkem Maße Säuren oder Basen. Als Richtlinie gilt dabei: Eiweiß wirkt eher säurebildend, Kohlenhydrate eher basenbildend und Fette verhalten sich neutral.

Reichern Sie Ihren Speiseplan mit mehr basenbildenden Lebensmitteln an, wie Gemüse, Obst, Zitrussäften und Kartoffeln. Verzehren Sie eiweißreiche Lebensmittel wie Fleisch, Wurst, Fisch, Eier oder Milchprodukte niemals allein, sondern immer zusammen mit Basenbildnern (Salat, Gemüse, Kartoffeln). Lassen

Sie sich nicht vom Geschmack beirren: Was sauer schmeckt, muss noch lange kein Säurebildner sein – Zitrusfrüchte, Kiwi oder Ananas sind beispielsweise gute Basenbildner. Auch milchsaures Gemüse wie Sauerkraut, Sauerbohnen oder Oliven haben eine basische Wirkung. Die belastenden Säuren entstehen erst durch den Ab- und Umbau der Lebensmittel im Stoffwechsel.

Entdecken Sie mithilfe der folgenden Tabelle die Säurebelastung von Lebensmitteln – Minuswerte stehen für Basenbildner, Pluswerte für Säurebildner. Hinter dem Kürzel PRAL verbirgt sich der Ausdruck »potential renal acid load«, zu Deutsch die potenzielle Säurebelastung.

Säurebelastung durch Lebensmittel

Lebensmittel	PRAL-Wert
Kartoffeln	− 4,0
Obst, Fruchtsäfte	− 3,1
Gemüse	− 2,8
Fette, Öle	0
Milch, Milchprodukte	+ 1,0
Brot	+ 3,5
Nudeln	+ 6,7
Fisch	+ 7,9
Fleisch	+ 9,5

Leckere Gicht-Killer-Rezepte

Setzen Sie auf Vollwertkost mit Kartoffeln, Gemüse, Obst, Vollkornprodukten, Eiern und Milchprodukten. Und schlagen Sie nicht über die Stränge.

Wer bei einem Fest zu tief ins Glas guckt oder sich beim Büfett mit geräuchertem Lachs oder Braten den Bauch vollschlägt, macht all die anderen Bemühungen zunichte. Toben Sie sich lieber beim Tanz oder im Gespräch aus und halten Sie bei Essen und Trinken Maß. Dann wird es Ihnen keine Probleme bereiten, schmerzhafte Gichtanfälle zu vermeiden.

So starten Sie fit in den Tag

Das ideale Frühstück bei erhöhten Harnsäurewerten ist ein Vollkornbrot oder -brötchen mit Quark oder körnigem Frischkäse. Wenn Sie es gern süß mögen, gern auch mit etwas Konfitüre, Honig oder Obstkompott. Falls Sie keine Gewichtsprobleme haben, darf es natürlich auch Butter oder Margarine sein. Sie frühstücken lieber herzhaft? Dann setzen Sie auf ein

Käsebrot zum Frühstück. Ein gekochtes Ei, Spiegelei oder Rührei ist eine gute Alternative zu Wurst. Wenn Ihr Cholesterinspiegel nicht erhöht ist, können Sie sich jeden zweiten Tag 1–2 Eier gönnen. Und bei großem Appetit am Morgen: Bereiten Sie sich öfter mal ein Rührei zu – mit fein gehacktem Gemüse (Auberginen, Zucchini, Möhren oder Pilzen). Das schmeckt nicht nur gut, sondern macht auch lange satt.

Schnittlauch-Rührei mit Tomaten

1 Portion
⊘ ca. 10 Min.

1 EL Raps- oder Olivenöl • 2 Eier • 1 EL Mineralwasser mit Kohlensäure • 2 EL frischer Schnittlauch • Salz • Pfeffer • Tomaten nach Geschmack • 2 TL Kürbiskernöl

● Das Öl in einer beschichteten Pfanne erhitzen. Eier mit Mineralwasser, Schnittlauch und etwas Salz verquirlen.

● Eiermasse in die Pfanne geben und langsam stocken lassen. Mit einem Pfannenheber die Eimasse zur Mitte hin zusammenziehen.

● Tomaten vierteln, mit Salz und Pfeffer würzen, mit dem Kürbiskernöl beträufeln und zum Rührei servieren.

Lachsbrot mit Ei

1 Portion
⊘ ca. 5 Min.

1 Scheibe Schwarzbrot (Roggen-Vollkornbrot) •
1 EL Meerrettichquark (oder Kräuterquark) • 1 Scheibe
geräucherter Wildlachs • 1 TL frisch geriebener Meerrettich (nach Geschmack) • 1 hart gekochtes Ei

● Brot mit Quark bestreichen, mit Lachs belegen und
mit Meerrettich bestreuen.

● Ei pellen, in Scheiben schneiden und auf den Lachs
legen.

Himbeerjoghurt

1 Portion
⊘ ca. 5 Min.

250 g cremiger Joghurt (1,5 % Fett i. Tr.) · 200 g Himbeeren (oder Beerenmischung/frisch oder tiefgekühlt) ·
Süßstoff nach Geschmack

● Frische Beeren waschen oder tiefgekühlte Beeren
auftauen lassen. (Am Abend vorher in den Kühl-
schrank legen.)

● Mit dem Joghurt mischen und mit Süßstoff abschmecken.

Schnelle Mittagsmahlzeiten

Wenn es am Mittag schnell gehen muss, sind Salate
oder Suppen eine gute Wahl. Ideal zum Mitnehmen
an den Arbeitsplatz sind beispielsweise Kartoffelsalat
(nicht mit Mayonnaise anmachen!), Nudel- oder Reis-
salat mit Tomaten, gebratenem Gemüse und Käsewür-
feln – oder der Klassiker Tomaten mit Mozzarella.

Gebratener Chicorée

1 Portion
⊘ ca. 15 Min.

3 Kolben Chicorée • 1 EL Olivenöl • 1 TL Zucker • 1 Tasse Gemüsefond • 100 g Blauschimmelkäse • Pfeffer

● Den Chicorée der Länge nach halbieren. Das Öl mit dem Zucker in einer beschichteten Pfanne erhitzen. Den Chicorée mit der Schnittflächen nach unten kräftig anbraten.

● Hitze runterschalten, den Chicorée wenden und den Fond angießen.

● Den Blauschimmelkäse über den Chicorée bröseln. Deckel auflegen und das Gericht weiterdünsten, bis der Käse geschmolzen ist. Vor dem Servieren mit Pfeffer abschmecken.

Das passt dazu: Kartoffeln

Artischocken-Salat

1 Portion
⊘ ca. 10 Min.

250 g Artischockenherzen (Abtropfgewicht; frisch
gekocht/Konserve) • 3 Tomaten • 50 g Mozzarella oder
Fetakäse • 1 EL Balsamessig • 1 EL Kürbiskernöl • 5 Oliven • Basilikum nach Geschmack • Salz • Pfeffer

● Artischocken abtropfen lassen und halbieren. Tomaten würfeln und mit den Artischocken mischen. Käse
würfeln und mit den Oliven auf dem Salat verteilen.

● Öl und Essig darüberträufeln. Mit Basilikum, Salz
und Pfeffer abschmecken.

Waldorfsalat

1 Portion
⊘ ca. 10 Min.

250 g Sellerie • 1 EL Zitronensaft • 1 EL Olivenöl • 1 Apfel •
3 EL gehackte Walnüsse • 3 EL saure Sahne • Salz •
Pfeffer

● Den Sellerie schälen und fein reiben – roh oder
gekocht. Mit Zitronensaft und Olivenöl mischen.

● Den Apfel entkernen und in Scheiben schneiden.
Apfelscheiben und Walnüsse unter den Sellerie mischen.

● Die saure Sahne unterziehen. Mit Salz und Pfeffer
würzen.

Feldsalat mit Ei

1 Portion
⊘ ca. 15 Min.

100 g Feldsalat • 1 Möhre • 1 rote Zwiebel • 100 g Rote Bete, gegart • 1 Stange Staudensellerie • 3 EL Gemüsebrühe oder -fond • 1 EL Olivenöl • 1 EL Balsamessig • 1 TL Meerrettich, frisch • 1 TL Dijon-Senf • 1 gepresste Knoblauchzehe • 1 TL gehacktes Korianderkraut (nach Geschmack) • Salz • Pfeffer • 2 gekochte Eier

● Salat putzen, waschen, trocken schleudern. Möhre und Zwiebel schälen. Rote Bete kalt abwaschen und trocken tupfen.

● Möhre und Sellerie in dünne Stifte, Zwiebel in feine Spalten und Rote Bete in Scheiben schneiden.

● Für die Vinaigrette Gemüsebrühe, Olivenöl, Essig, Meerrettich, Senf, Knoblauch und Koriander verrühren, kräftig mit Salz und Pfeffer abschmecken. Blattsalat und Gemüse mit der Vinaigrette mischen, nochmals abschmecken. Die Eier abpellen, vierteln und auf dem Salat anrichten.

Sattmacher am Abend
Deftiger Graupentopf

1 Portion
🕐 ca. 35 Min.

2 EL Graupen • 1 Möhre • 1 Scheibe Sellerie • 1 kleine Zwiebel • 1 Knoblauchzehe • 1 Frühlingszwiebel • 1 EL Olivenöl • 250 ml Gemüsefond • 1 EL geriebener Parmesan • frische Muskatnuss • frischer Pfeffer • etwas Schnittlauch und Petersilie

● Die Graupen in einem Sieb unter fließendem Wasser waschen. Möhre, Sellerie, Zwiebel und Knoblauch schälen und sehr fein hacken. Frühlingszwiebel in feine Ringe schneiden.

● Das Öl in einem Topf erhitzen, das Gemüse darin andünsten. Die Graupen zugeben und mitdünsten, bis sie vom Öl überzogen sind. Den Fond zugießen. Bei schwacher Hitze etwa 25 Minuten garen.

● Mit Muskat und Pfeffer abschmecken und mit gehacktem Schnittlauch, Petersilie und geriebenen Parmesan servieren.

Tipp: Ersetzen Sie die Graupen durch 250 g Kartoffeln und schon haben Sie eine Kartoffelsuppe. Wenn Sie die Kartoffelsuppe mit dem Zauberstab pürieren, setzen Sie etwas saure Sahne zu. Das hebt den Geschmack.

Gratinierter Schafskäse

1 Portion
⊘ ca. 30 Min.

100 g milder Feta (Schafskäse) • 250 g Tomaten •
½ Bund Petersilie • 3 Zweige Thymian • 1 Knoblauchzehe • 1 EL Zitronensaft • 1 EL Olivenöl • Salz • Pfeffer •
etwas Basilikum zum Garnieren

● Den Backofen auf 200 °C vorheizen. Schafskäse in ca.
½ cm dicke Scheiben schneiden. Tomaten waschen,
vom Stielansatz befreien und in Scheiben schneiden.

● Die Petersilie und den Thymian abbrausen, trocken
tupfen, die Blättchen abzupfen und fein hacken. Knoblauch schälen und durch die Presse zu den Kräutern
drücken. Mit Zitronensaft und Olivenöl verrühren,
kräftig salzen und pfeffern.

● Die Käse- und Tomatenscheiben abwechselnd über-
lappend in eine Gratinform schichten, dabei jede Lage
mit dem Kräuter-Zitronen-Öl bestreichen. Mit der
restlichen Marinade beträufeln. Im vor geheizten Ofen
(Mitte, Umluft 180 °C) 15 Minuten überbacken. Mit
Basilikumblättchen garnieren und mit Brot genießen.

Auberginen Napoli

1 Portion
⊘ ca. 60 Min.

300 g Auberginen • 1 EL Olivenöl • Salz • Pfeffer • 1 TL Oregano • 400 g Tomatenstücke aus der Dose • 50 g Mozzarella • frisches Basilikum nach Geschmack

● Den Backofen auf 200 °C vorheizen. Die Auberginen in fingerdicke Scheiben schneiden. Mit Olivenöl einpinseln. In eine feuerfeste Form schichten. Mit Salz und Pfeffer würzen und die Auberginen etwa 40 Minuten im Ofen backen, bis sie weich sind.

● Den Auflauf aus dem Ofen nehmen. Oregano darüberstreuen. Tomatenstücke und gewürfelten Mozzarella auf den Auberginen verteilen.

● Den Auflauf wieder in den Ofen schieben und etwa 15 Minuten backen, bis der Käse geschmolzen ist. Vor dem Servieren mit frischem Basilikum bestreuen.

Eier in Senfsoße

1 Portion
⊘ ca. 35 Min.

3 große Kartoffeln • 2 Eier • 4 EL Naturjoghurt •
2 EL Frischkäse • 1 EL Senf • Salz • Pfeffer •
frischer Schnittlauch nach Geschmack

● Kartoffeln als Pellkartoffeln zubereiten. Unterdessen Eier hart kochen und schälen.

● Joghurt, Frischkäse und Senf zu einer glatten Soße verrühren. Salz, Pfeffer und den in Röllchen geschnittenen Schnittlauch unterziehen.

● Eier halbieren und mit Kartoffeln und Senfsoße servieren.

Liebe Leserin, lieber Leser,

hat Ihnen dieses Buch weiterge-
holfen? Für Anregungen, Kritik,
aber auch für Lob sind wir offen.
So können wir in Zukunft noch
besser auf Ihre Wünsche einge-
hen. Schreiben Sie uns, denn
Ihre Meinung zählt!

Ihr TRIAS Verlag

E-Mail Leserservice
kundenservice@trias-verlag.de

Lektorat TRIAS Verlag
Postfach 30 05 04
70445 Stuttgart
Fax: 0711 89 31-748

 Besuchen Sie uns auf facebook!
www.facebook.com/
triastutmirgut

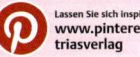 Lassen Sie sich inspirieren!
www.pinterest.com/
triasverlag

Bibliografische Information der Deutschen Nationalbibliothek
Die Deutsche Nationalbibliothek verzeichnet diese Publikation in der Deutschen Nationalbibliografie; detaillierte bibliografische Daten sind im Internet über http://dnb.d-nb.de abrufbar.

Programmplanung: Uta Spieldiener
Redaktion: Anne Bleick
Bildredaktion: Christoph Frick, Nadja Giesbrecht
Umschlaggestaltung: Dominique Loenicker, Stuttgart

Bildnachweis
Umschlagfoto: Stockfood
Fotos im Innenteil: fotolia

1. Auflage 2018

© 2018 TRIAS in Thieme Gruppe, Rüdigerstraße 14, 70469 Stuttgart

Printed in Germany

Satz und Repro: Reemers Publishing Services GmbH, Krefeld
Gesetzt in Adobe InDesign CC 2018
Druck: AZ Druck- und Datentechnik, Kempten

Gedruckt auf chlorfrei gebleichtem Papier

ISBN 978-3-432-10624-3
Auch erhältlich als E-Book:
eISBN (ePub) 978-3-432-10626-7

3 4 5 6